Hayykitap - 208
Hayat Güzeldir - 26

Karatay Diyeti'yle Obezite ve Diyabete Çözüm Var!
Prof. Dr. M. Canan Efendigil Karatay

Editör: Nihal Doğan
Kapak Tasarımı: Mükremin Seçim
Canan Karatay'ın Kapak Fotoğrafı: Öznur Kılıç
Sayfa Tasarımı: Turgut Kasay

ISBN: 978-605-5181-15-4
1. Baskı: İstanbul, Şubat 2013
18. Baskı: İstanbul, Ekim 2014

Baskı: Yıkılmazlar Basım Yay.
Prom. ve Kağıt San. Tic. Ltd. Şti.
Evren Mah. Gülbahar Cad. No: 62/C
Güneşli - İstanbul
Sertifika No: 11965
Tel: 0212 630 64 73

Hayykitap
Zeytinoğlu Cad. Şehit Erdoğan İban Sk.
No:36 Akatlar Beşiktaş 34335 İstanbul
Tel: 0212.352 00 50 Faks: 0212.352 00 51
info@hayykitap.com
www.hayykitap.com

Karatay Diyeti'yle Obezite ve Diyabete Çözüm Var!

Prof. Dr. M. Canan Efendigil Karatay

M. Canan Efendigil Karatay

1943 yılında Elazığ'da doğdu. 1961 yılında Üsküdar Amerikan Kız Lisesi'nden, 1967 yılında da İstanbul Üniversitesi Tıp Fakültesi'nden mezun oldu. 1972 yılında İstanbul Üniversitesi Tedavi Kliniği'nde iç hastalıkları uzmanlık eğitimini tamamladıktan sonra, İngiliz hükümeti bursu ile Liverpool Regional Cardiac Center'da kardiyoloji alanında uzmanlık eğitimine başladı.

1974-1976 yılları arasında İstanbul Üniversitesi Tedavi Kliniği'nde baş asistan olarak çalıştı. Bu sırada Türkiye'de bir kardiyolog olarak (cerrahi yardım almaksızın) bir ilki gerçekleştirdi. Kalıcı ve geçici kalp pili implantasyonu tekniğini başarıyla uyguladı.

Koroner Yoğun Bakım'da 'Vena Subklavya Ponksiyon' tekniğini yerleştirdi.

1976-1978 yılları arasında, Güney Afrika Cape Town Üniversitesi Groote Schuur Hastanesi'nde, dünyada ilk kez kalp nakli ameliyatını gerçekleştirmiş olan Christiaan Barnard'ın ekibinde çalışarak, doçentlik tezini kalp nakli yapılmış olan hastalar üzerinde gerçekleştirdi ve 1979 yılında doçent oldu.

İstanbul Üniversitesi Kardiyoloji Enstitüsü'nde, Cape Town'da eğitimini görmüş olduğu (şu anda ülkemizde yaygın bir şekilde uygulanmakta olan) 'femoral arter' yolu kullanılarak yapılan koroner anjiyografi tekniğini (Judgkin tekniği) yine ilk kez ülkemizde uyguladı ve bu uygulamayı ülkemize yerleştirdi.

1987-1995 yılları arasında State University of New York Health Science'ta kalp hastalıkları alanında araştırmalar yaptı.

1986 yılında kalp hastalıkları uzmanı, 1998 yılında profesör, 2002 yılında da 'European Cardiologist' (Avrupa kalp hastalıkları uzmanı) oldu.

1995-1997 yılları arasında Gaziantep ve İstanbul'daki birçok özel hastanede, 'koroner yoğun bakım' ve 'koroner anjiyografi laboratuvarları'nı kurdu.

1997-2002 yılları arasında Yeditepe Üniversitesi Tıp Fakültesi, 2002-2006 yılları arasında da Kadir Has Üniversitesi Tıp Fakültesi'nde öğretim üyesi olarak görev yaptı.

2006-2010 yılları arasında Türkiye'deki ilk ve tek sağlık üniversitesi olan İstanbul Bilim Üniversitesi'nde kurucu rektör olarak görev yaptı.

2012 yılından itibaren Kadıköy Florence Nightingale Hastanesi'nde İç Hastalıkları ve Kardiyoloji Profesörü olarak çalışmaktadır.

'Kolesterole Kuşkuyla Bakanların Uluslararası Ağı' (The International Network Of Cholesterol Skeptics - THINCS) ve 'Uluslararası D Vitamini Konseyi' üyesidir. Bu oluşumlardaki diğer üyeler ile sürekli bilgi alışverişinde bulunmakta ve tartışmalara aktif olarak katılmaktadır.

Profesör Karatay'ın *British Heart Journal, Cardiovascular Research, American Journal of Emergency Medicine, Europace, British Journal of Nutrition* ve *Türk Kardiyoloji Derneği Arşivi* gibi yerli ve yabancı birçok bilimsel dergide çalışmaları yayınlanmıştır.

Hayykitap'tan yayımlanmış *Karatay Diyeti, Karatay Diyeti'yle Yaşam Boyu Sağlık* ve *Karatay Mutfağı* adlı üç kitabı bulunmaktadır.

M. Canan Efendigil Karatay, Ali Başak Karatay ile evlidir ve çiftin Mehmet Rahmi Karatay adında bir oğulları bulunmaktadır.

Bu kitapta son yıllarda tüm dünyada ve ülkemizde 7'den 70'e her yaş grubunda hızla artan obezite, diyabet ve bu hastalıklara bağlı olarak gelişen, erken ve ani ölümlerin sebebi olan hastalıkların biz farkında olmadan nasıl beslenip geliştiği ve bu hastalıkların nasıl önlenebileceği herkesin anlayabileceği bir dille anlatılmaktadır.

Bu kitap temelde genel bir halk sağlığı kitabıdır ve halkı bilgilendirme amaçlıdır. Kitapta sunulan bilgilerin yanlış anlaşılmasından ve yanlış uygulanmasından doğabilecek her türlü sağlık sorunu, hasar veya kayıptan yazar ya da yayıncı sorumlu tutulamaz!

Ülkemizde çağdaş ve bilimsel anlamda diyabetli hasta eğitiminin ve diyabet hastalığı tedavisinin gelişmesinde büyük hizmetleri olan Rahmetli Hocam Prof. Dr. Celal Öker'in anısına...

İçindekiler

Önsöz

Şişmanlık, obezite ve diyabet temelde komplike, yani oldukça karmaşık olan birçok metabolik bozukluk sonucu ortaya çıkmaktadır; insan organizmasında oluşan ve gelişen hormonal dengesizliğin, yani hormon ve enzimlerin iyi işlemediklerinin ciddi bir göstergesidir, büyük bir halk sağlığı sorunudur.

Aslında hem şişmanlık, hem şişmanlığın ileri safhası olan obezite hem de halk arasında şeker hastalığı dediğimiz diyabet, insülin yüksekliğine bağlıdır, yani hiperinsülinemik bir hastalıktır (dismetabolik bozukluktur).[1, 2]

İleri yaşlarda gelişen çeşitli metabolik bozukluklara hiperinsülinemik hastalıklar da diyoruz ki, bu sağlık sorunlarının en başında KİLO ALMA, OBEZİTE, DİYABET, PREDİYABET, METABOLİK SENDROM ya da İNSÜLİN DİRENCİ gelmektedir. Bu sağlık sorunlarının her birinin temelinde ise tek bir neden yatmaktadır. Bu nedenle, belirtilerin her biri kendi başına bir sağlık sorunudur. Aynı zamanda da metabolizmada gelişmiş ya da gelişmekte olan birçok bozukluğun göstergeleridir. Bizlere temelde bir bozukluk olduğunu bildiren, gösteren, işaret eden belirtilerdir. Her kişide değişik derecelerde ortaya çıkan bu belirtilerin GENETİK OLMADIĞI da bilimsel araştırmalarda gösterilmiştir.[3] Bu nedenle temelde yatan metabolik bozuklukların köklerine kadar inilip düzeltilmesi mümkün olmaktadır.

BU HASTALIKLARIN TEMELİNDE VE KÖKÜNDE KARBONHİDRAT METABOLİZMASINDAKİ BOZUKLUKLAR YATMAKTADIR!

Karbonhidrat metabolizması bozukluklarının düzeltilmesiyle birlikte tüm hiperinsülinemik hastalıklar da düzelmektedir. Birçok bilimsel araştırmayla,

---

[1] Cordain L., et al. Hyperinsulinemic diseases of civilization: more than just Syndrome X. Comparative Biochemistry and Physiology Part A 136(2003)95-112.

[2] Karatay S.E., *Karatay Diyeti*, sayfa 20, Hayykitap, İstanbul, 2011.

[3] McCarthy MI. Genomics, type 2 diabetes, and obesity, *N Eng J Med*, 2010 Dec. 9;363(24):2339-50. Review.

başta diyabet olmak üzere bu hastalıkların tümünün tamamen önlenebilir, düzeltilebilir ve iyileştirilebilir olduğu da gösterilmiştir.[4, 5, 6] Bu çalışmalarda, örneğin diyabet ve yüksek tansiyonu olan hastaların kan şekeri ve kan basınçlarının kontrolünün kolaylaştığı, ilaç dozlarının azaldığı da bildirilmiştir.

Karatay Diyeti'yle Obezite ve Diyabete Çözüm Var adlı bu kitabı yazmamın iki nedeni oldu. Birincisi, *Karatay Diyeti*'nde yer alan önerilerin diyabetliler (şeker hastaları) için uygun olup olmadığının sıkça sorulmasıdır. İkincisi de, toplumumuzda büyük sorun haline gelmiş olan şişmanlık, obezite ve diyabet denilen metabolizma bozukluklarının neden olduğu erken ölüm ve çeşitli sağlık problemlerinin önlenebileceğini ve düzeltilebileceğini açıklamaktır.

Karatay Diyeti, Karatay Diyeti'yle Yaşam Boyu Sağlık ve *Karatay Mutfağı* kitaplarımda bulunan önerileri kendi kendilerine uygulayarak gayet rahat bir şekilde kilolarından kurtulan binlerce insan var. Tabii kitaplarımdaki önerileri uygulamaları sonucunda aşırı kilolarından kurtulan birçok kişinin, kan şekerlerini sağlıklı olarak kontrol altına alabildiklerini belirtmek de önemlidir diye düşünüyorum. Bir hekim olarak, halkımızın kendi sağlığına sahip çıktığını görmek benim için en büyük mutluluk...

Bu kitapta diyabet ya da şeker hastalığı kelimeleri Tip-2 diyabet hastalığı için kullanılacaktır. Tip-1 diyabet hastalığı ise kendi adıyla yani Tip-1 diyabet olarak tanımlanacaktır.

Kitabın ana teması ve amacı dismetabolik bozuklukları, yani hiperinsülinemik hastalıkları (şişmanlık, obezite, karaciğer yağlanması, diyabet, hipertansiyon, kalp krizi, felç, inme, kronik artritler, kronik bel ağrıları, kanser çeşitleri, Alzheimer, erken bunama, fibromiyosit, polikistik meme hastalığı, polikistik over sendromu, erken âdet görme vb) başlatan suçluları bilimsel olarak açıklamak ve temelde oluşan bozuklukları da düzeltme olanaklarını gözden geçirmektir. Bu kitap tedavi amaçlı bir kitap değildir. Hastalanmamak ve sağlıklı olarak yaşamanın en kolay ve en ucuz yol olduğunu vurgulamak ve halkımızı aydınlatma amacıyla kaleme alınmıştır.

---

[4] Diabetes Prevention Program Research Group, Knowler W.C., et al. 10-year follow-up of diabetes incidence and weight loss in the Diabetes Program Outcomes Study. *Lancet*, 2009 Nov. 14;374(9702):1677-86.

[5] Lim E.L., et al. Reversal of type-2 diabetes: normalisation of beta cell function in association decreased pancreas and liver triacylglycerol. *Diabetologia*, 2011 Oct.;54(10):2506-14.

[6] Henry B., et al. Reversing diabetes and obesity naturally: a NEWSTART lifestyle program. *Diabetes Educ*, 2004 Jan.-Feb.;30(1):48-50,55-56,58-59.

Bu kitapta hücresel ve hormonal düzeylerde gelişmiş olan metabolik bozuklukların başta ŞİŞMANLIK ve OBEZİTE olmak üzere, giderek nasıl DİYABETİ başlattığını açıklıyorum. Tabii var olan metabolik bozuklukların da alınacak önlemler, sağlıklı bir beslenme ve yaşama tarzı ile düzeltilebileceğini ve gerileyebileceğini anlatıyorum.

OBEZİTE, PRE-DİYABET ve DİYABET, aşağı yukarı aynı anlama gelmektedir. Hepsi hiperinsülinemik hastalıkların birbirlerini tamamlayan birer parçalarıdır. ŞİŞMANLIK ve OBEZİTE, PRE-DİYABET ya da DİYABET hastalığının erken ve ön evresi olarak kabul edilmektedir, bu nedenle bunları değişik ve birbirinden farklı sağlık sorunu olarak görmek ya da kabul etmek doğru değildir. Öyle ki bazı bilimsel çalışmalarda bu konu 'DİYABEZİTE' kavramıyla dile getirilmeye başlanmıştır.

Diyabezite terimi, ilk kez Dr. Francine Kaufman tarafından bulunmuştur. DİYABEZİTE, hafif kan şekeri dengesizliğinden tam gelişmiş diyabete kadar değişen metabolik dengesizlik ve hastalıklardan oluşan bir tıbbi süreç ve durumdur. İster az miktarda fazla kilonuz olsun, isterse de insülin direnci hatta diyabet tanısı konsun, bu tıbbi durumların tümünde temel olarak altta yatan nedenler aynıdır. Diyabezite temel olarak, ciddi şekilde fazla kilolarından dolayı diyabete yakalanan ve sayıları her geçen gün artan hastalarla ilgili tıbbi durumu açıklamak için kullanılmaktadır. Bu terim aynı zamanda kilolu olmadıkları halde insülin dirençleri olan ve bozulmuş karbonhidrat metabolizmaları obez gibi davranan kişiler için de kullanılmaktadır.

Yeri gelmişken, özellikle vurgulamak istediğim önemli bir nokta daha var. Daha önceki kitaplarımda açıklamış olduğum bazı önerileri iyi uygulayan diyabet hastalarımdan bazılarının insülin ihtiyaçlarının azaldığını, bazılarının da insülin gereksiniminin kalmadığını belirtmek ve nedenlerini örneklerle, bilimsel çalışmalara dayanarak bu kitapta açıklamak istiyorum.

Dünya Sağlık Örgütü de, bütün dünyada (gerek gelişmiş gerek gelişmekte olan ülkelerde), mikropsuz olan en önemli ve en yaygın halk sağlığı sorununun şişmanlık, obezite, diyabet ve bu metabolik bozuklukların sonucu ortaya çıkan önlenebilir erken ölüm ve ölümcül hastalıklar olduğunu bildirmiştir.

Dünya Sağlık Örgütü, ülkelerin sağlık kuruluşları, bakanlıkları ve sağlık kurumlarının bu konuyu ciddi bir şekilde ele almalarını, bu nedenle örgütlenmeleri gerektiğini 2009 Avrupa Sağlık ve Sağlık Sistemleri Raporu'nda açıkça belirtilmektedir.[7] Karbonhidrat metabolizması bozukluğu ile gelişen kronik hastalıklar, bünyemizde biyolojik olarak meydana gelen, yani yavaş yavaş oluşan hormonal dengesizlikler sonucu ortaya çıkmaktadır. Hormonal dengesizlikleri başlatan en önemli temel nedenin çevresel faktörler olduğu gösterilmiştir. Sağlık sorunlarının kökünde yatan çevresel faktörlerin başındaysa kötü hayat şartları ve yanlış beslenme gelmektedir.

İleri yaşlarda ortaya çıkan, dejeneratif diye adlandırdığımız kronik hastalıklar ve bu hastalıkların komplikasyonları sonucu meydana gelen sakatlıklar ve önlenebilir olan erken ölümler, günümüzde hem aileleri perişan etmekte hem de tüm dünya ülkelerinin sağlık ekonomisinde kocaman bir kara delik açmaktadır.

Oysa artık bilimsel olarak şişmanlık, obezite, diyabet, kalp hastalıkları, enfarktüs, inme, kanser gibi hiperinsülinemik hastalıkların, yani insülin yüksekliği hastalıklarının önlenebilir olduğu, tedavilerinin daha kolaylaşabildiği bilimsel olarak gösterilmiştir. Özellikle DİYABET hastalığının tek nedeninin beslenme ve yaşam biçimine bağlı olduğu ve genetik olmadığı bildirilmektedir.[8]

Yaşadığımız çağda gerek obezite gerekse diyabet, kalp krizi ve felce neden olan en tehlikeli risk faktörü olarak kabul edilmektedir. Amacımız, kalp krizi ve inme risklerinin elimizden geldiğince azalmasını sağlayarak, gereksiz sakatlanmaları ve erken ölümleri önlemektir!

Yirmibirinci yüzyılda yaygın bir şekilde karşılaştığımız, temelde karbonhidrat metabolizmasının bozulması sonucu biyolojik, hormonal dengesizliklerle birlikte ortaya çıkan obezite ve diyabet hastalıkları, ülkemizin en önemli sorunlarından biridir. Bozulmuş, rayından çıkmış olan karbonhidrat bozukluğu düzeltildiği zaman bu saydığımız sorunlar da kalmayacağı gibi, daha sağlıklı ve dinç bir toplum gelişecektir. Halkımızın sağlığı, sağlık programımızın en öncelikli hedefi olmalıdır!

2011 yılı aralık ayında İngiltere Ulusal Sağlık Kuruluşu olan NHS (National Health Service), yeni yılda alınacak sağlıklı yaşam biçimi önlemleri ile diyabet

---

[7] ISBN 97 892 890 14151 (print). ISBN 978 92890 141168 (e-book).

[8] Hyman M., *The Blood Sugar Solution*. Programme for Preventing Diabetes, Losing Weight and Feeling Great. Hodder & Stoughton Pub. An Hachette UK co. 338 Euston Road London NW1 3 BH 2012.

hastalığı komplikasyonlarına bağlı olan ölümlerin yüzde 25 oranında azalabileceğini açıklamış ve 2012 yılı itibariyle de halk sağlığı için gerekli önlemler alınmaya başlanmıştır.[9] NHS, 2013 yılında, halkının fizik aktivitesini artırmak ve obeziteyi önlemek amacıyla geniş bir kampanya da başlatmıştır.[10]

Ülkemizde de Sağlık Bakanlığımız, 2012 yılında başlattığı çalışmalarla, fizik aktiviteyi artırarak halkımızın şişmanlığını önlemek amacıyla bu alanda önemli bir uğraş vermektedir.

İnsanlar bilinçli olarak yaşadıklarında, sağlıklarını korumakta güçlük çekmiyorlar ve mutlu oluyorlar. İşte bu sebeple sağlığımızın sorumluluğunu kendi elimize almak ve korumak, en ucuz ve kolay yoldur. Hastalanmamak elimizdedir, yalnız kendi elimizdedir, başka kimsenin elinde değildir! Bizler buna karar verip yaşam biçimimizde köklü ve sağlıklı değişikler yapabildiğimiz zaman obeziteyi, diyabeti, kalp krizini, inme dediğimiz felç hastalıklarını ve diğer kronik dejeneratif hastalıkları önleyebiliriz.

Elli yıllık bir hekim, kardiyolog ve iç hastalıkları uzmanı olarak, karşılaşmış ve gözlemlemiş olduğum erken ölümlerin önlenebilir olduğunu anlatmak ve açıklamak amacıyla yazdığım *Karatay Diyeti, Karatay Diyeti'yle Yaşam Boyu Sağlık ve Karatay Mutfağı* kitaplarından sonra, diyabetli hastalarımın ısrarlı arzu ve isteği üzerine obezite ve diyabet konusunu daha detaylı açıklamak amacıyla bu kitap ortaya çıktı. Sağlıklı yarınlar için...

Prof. Dr. M. Canan Efendigil Karatay

---

[9] *Daily Express*. Simple Rules to Beat Diabetes. Thousands of lives can be saved by following new list of key checks. Wednesday, December 14, 2011.
[10] Rayment T., *The Sunday Times*, 30.12.2012, pg. 13.

1.
ŞİŞMANLIĞI HAFİFE ALMA!

Soru:
Obezite/diyabet hastalığı nedir, nasıl meydana geliyor?

Cevap:
Kilo alma, obezite ve diyabet, aşırı karbonhidrat tüketme sonucu gelişen yaygın metabolik bozukluklardır. Uzun süre fazla kilolu yaşayan ve gitgide obez olan kişilerde eninde sonunda diyabet hastalığı gelişmektedir. Bu nedenle toplumda genel olarak, "aşırı kilolar diyabet hastalığı yapıyor" kanısı yaygındır. Ancak zayıf kişilerin mutlaka sağlıklı olduklarını söylemek doğru değildir. Zayıf olan, yani kilosu fazla olmayan kişilerde de yanlış beslenme ve yaşam biçimi sonucu dismetabolik bozukluklar gelişebilmekte, sonuç olarak da karaciğer yağlanması ve bel çevresinde büyüme, göbekte yağlanma oluşmaktadır. Halk arasında bira göbeği denilen göbeği, bel çevresinde simit ya da araba tekerleğine benzetilen fazla yağları, zayıf kişilerde hatta gençlerde, çocuklarda ve bebeklerde bile artık görmekteyiz.[11, 12, 13]

Daha önceleri kabul edilenin aksine, DİYABET bir zengin hastalığı değildir; gelişmekte olan ülkelerde de, kötü beslenme ve yaşam biçimi sonucu artık genç, yetişkin her bireyde yaygın bir şekilde diyabet görülmektedir.[14, 15] İstanbul Üniversitesi Cerrahpaşa Tıp Fakültesi Çocuk Metabolizma ve Beslenme Bilim Dalı Başkanı Sayın Prof. Dr. Ahmet Aydın, *7'den 70'e Taş Devri Diyeti* kitabında bebek, çocuk ve gençlerde şişmanlık, obezite ve diyabet gibi hastalıkların nedenini ve çözüm yollarını detaylı olarak anlatmaktadır.[16]

---

[11] Ogden C.L., et al. Prevalance of high body mass index in US childeren and adollesecents, 2007-2008. *JAMA*, 2010;303(3):242-249.
[12] National Institute of Health, National Health, Heart and Blood Institute. Bethesda, MD:2010.
[13] Li C., et al. Prevalance of pre-diabetes and its association with clustering of cardiometabolic risk factors and hiperinsulinemia among US adolescents: NHANES 2005-2006. *Diabetes Care*, 2009;32:342-347.
[14] Yach D., et al. The global burden of chronic diseases:overcoming impediments to prevention and control. *JAMA*, 2004 Jun 2;291(21):2616-22.
[15] Seligman H.K., et al. Hunger and socioeconomic disparities in chronic disease. *N Eng J Med*, 2010 Jul 1;363(1):6-9.
[16] Aydın A., *7'den 70'e Taş Devri Diyeti*, Hayykitap, İstanbul, 2010.

OBEZİTE/DİYABET HASTALIĞI, YANLIŞ VE KÖTÜ BESLENME SONUCU GELİŞEN, SAĞLIKSIZ BİR YAŞAM BİÇİMİDİR. DOĞAL BESLENME VE YAŞAM BİÇİMİ DEĞİŞİKLİĞİ SONUCU HER İKİSİ DE DÜZELEBİLMEKTEDİR, DİYABETE BAĞLI TÜM HASTALIK VE KOMPLİKASYONLARIN ÖNÜ DE KESİLMEKTEDİR.

İleri yaşlarda ve son zamanlarda gençlerde, çocuklarda dahi sık olarak rastladığımız obezite/diyabet hastalığını klinik olarak tanımlamak gerekirse şu şekilde ifade etmemiz gerekir. Aşağıdaki ifade bu hastalıkların hakikaten en basit ve açık bir şekilde ne olduğunu bize gösterecektir.

OBEZİTE/DİYABET HASTALIKLARI ÖZELLİKLE DE DİYABET, BİR İNSÜLİN HORMONU EKSİKLİĞİ HASTALIĞI DEĞİLDİR, HERKESİN BİLDİĞİNİN VE GENEL OLARAK KABUL EDİLENİN AKSİNE BİR İNSÜLİN FAZLALIĞI HASTALIĞIDIR!

Diğer bir deyişle, gerek obezlerin gerekse diyabet hastalarının kanında yüksek miktarda İNSÜLİN HORMONU bulunmaktadır ve dolaşmaktadır. Kan insülin miktarları 5 IU/ml'nin üstüne çıkmaya başladığı anda, tüm organizmada dismetabolik bozukluklara ilk adım atılmış demektir. Obezlerde/diyabet hastalarında insülin hormonu değerleri yüksek olmasına rağmen, insülin hormonu tam olarak görevini yapamamakta, etkisini gösterememektedir. İnsülin yüksek olduğu halde görevini yapamayınca da doğal olarak kan şekeri yüksek kalmaya devam etmektedir.

Obezlerin/diyabet hastalarının pankreası sürekli bir şekilde insülin hormonu üretir durur, fakat bu üretimin faydası olmaz! Tüm vücut metabolizması alt üst olmuştur ve sağlığa zararlı birçok etki giderek klinik olarak ortaya çıkacaktır.

Kıssadan hisse:

OBEZİTE/DİYABET HASTALIKLARI BİLİMSEL OLARAK, KARBONHİDRAT METABOLİZMASI BOZUKLUĞU İLE GELİŞEN İNSÜLİN DİRENCİ HASTALIĞI OLARAK KABUL EDİLMEKTEDİR! [17]

[17] Cordain L., et al. Hyperinsulinemic diseases of civilization: more than just Syndrome X. Comparative Biochemistry and Physiology Part A 136(2003)95-112.

2.
KOLESTEROLÜN SUÇSUZ OLDUĞUNU ARTIK GÖR, ESAS SUÇLUYU BUL!

Soru:
Obezite/diyabet hastalığı neden zararlıdır?

Cevap:
Obezite/diyabet hastalığı, başta kalp ve damar hastalıkları olmak üzere birçok ölümcül hastalığa sebep olmaktadır.[18, 19] Bu nedenle, öncelikle obezite, diyabet ve kalp hastalığının ilişkisini anlamamız gerekiyor.

DİYABETLİ HASTALARIN, DİYABETİ OLMAYAN HASTALARA ORANLA KALP KRİZİ GEÇİRME RİSKİ 8 KAT DAHA YÜKSEKTİR. Buna karşın, kalp krizi geçiren hastaların kan kolesterol değerleri hiçbir zaman 8 kat yüksek olarak bulunmamıştır. Kalp krizi geçiren hastaların yarısının kan kolesterolleri normaldir ve kolesterolü yüksek olan kişilerin de yarısının koroner arterleri normaldir. Diğer bir deyişle kolesterolleri yüksek olan kişilerin yarısı da kalp krizi geçirmemektedir. İsveçli bilimadamı Dr. Uffe Ravnskov, *Kolesterol Gerçeği* adlı kitabında bu konuları bilimsel olarak geniş bir şekilde açıklamaktadır.[20]

Boston, Massachusetts'de Dr. Elliot P. Joslin (meşhur Joslin Diyabet Merkezinin kurucusudur), 36 yıldan fazla bir süre diyabetli hastalarının yüzde 97'sini izlemiştir. Kalp hastalığında kolesterolün rolü olduğu düşüncesiyle, tüm hastalarının kolesterol değerlerini merak ederek ölçmüştür. Sonuç olarak, arteriyosklerozu olan hastalarının kolesterolünün yüksek olmadığını görmüş ve bildirmiştir. Kan kolesterolü değerlerinin gerek diyabet, gerekse damar sert-

---

[18] Targher G., et al. Risk of cardiovascular disease in patients with nonalcholic fatty liver disease. *N Engl J Med*, 2010 Sep., 30;363(14):1341-50.

[19] Emerging Risk Factors Collaboration et al. Diabetes mellitus, fasting glucose, and risk of cause-specific death. *N Eng J Med*, 2011 Mar., 3;364(9):829-41.

[20] Ravnskov U., *Kolesterol Gerçeği* (*Ignore the Awkward*), Hayykitap, İstanbul, 2012.

liği yani arteriyosklerozla bir ilişkisi olmadığını uzun süren incelemeleri ve gözlemleri sonucu açıklamıştır; damar serliği ile kan kolesterolü arasında bir ilişki bulamadığını bildirmiştir. Dr. Elliot P. Joslin, bulgularını şu şekilde açıklamıştır: *"Damar sertliği en çok kan kolesterolü düşük olan diyabet hastalarında görülmektedir."*[21]

Dr. Joslin'in bilimsel makalesi 1930'lu yıllarda yayınlamıştır. Aynı gözlem ve bulgular, 1995 yılında Dr. Y. D. Chen tarafından yapılan bilimsel araştırmayla da desteklenmiştir. Dr. Chen, diyabetik hastalara önerilen az yağlı ve fazla miktarda karbonhidratlı (yüksek glisemik indeksli) beslenme tarzının, şeker hastalarında, kalp ve damar hastalıklarının birçok risk faktörünü artırdığını bildirmiştir. Dr. Chen'in bilimsel çalışması *Diabetes Care* dergisinde 1995 yılında yayınlaşmıştır.[22]

Son zamanlarda yapılan geniş epidemiyolojik çalışmalarda, yiyeceklerimizde bulunan yağların değil de, işlem görmüş, unufak edilmiş karbonhidratların, yani sağlıksız karbonhidratların fazla miktarda tüketilmeleri sonucu, kalp hastalıkları riskinin arttığı gösterilmiştir.[23]

ABD'nin önde gelen ve en güvenilir halk sağlığı okulunda (Johns Hopkins Bloomberg School of Public Health) 2005 yılında araştırmacılar, diyabetik olan ve olmayan kişilerde kan şekeri düzeylerini izlemişler; gerek diyabet hastalarında, gerekse diyabet tanısı konulmamış kişilerde kan şekerinin yüksek olmasının, kalp krizi riskini anlamlı olarak artırdığını bildirmişlerdir. Sonuç olarak da, KALP KRİZİ RİSKİNİN ARTMA NEDENİNİN, YENİLEN DOYMUŞ YAĞLARA (TEREYAĞI, İÇ YAĞI, KUYRUK YAĞI) DEĞİL DE, KAN ŞEKERİNİ VE KAN İNSÜLİNİNİ YÜKSELTEN İŞLEM GÖRMÜŞ KARBONHİDRATLARA VE ŞEKERLİ İÇECEKLERE BAĞLI OLDUĞUNU BELİRTMİŞLERDİR.[24, 25]

Obezlerde/diyabet hastalarında, koroner damar hastalığı çok sık görüldüğü için, bu hastalara gerek kilo vermeleri gerek kalp krizi risklerinin azaltılması ya da giderilmesi amacıyla, sağlıklı olduğu sanılarak, sürekli bir şekilde az yağlı, fazla karbonhidratlı (yüksek glisemik indeksli) beslenme tarzı önerilmektedir. Oysa fazla miktarda karbonhidratla beslenen aşırı kilolu obez kadınlarda kalp

---

[21] Joslin E.P., Arteriosclerosis in Diabetes. *ANN Intern Med* 1930;4:54-66.

[22] Chen Y.D., et al. Why do low-fat, high carcohydrate diets accentuates postprandial lipidemia in patients with NIDDM? *Diabetes Care,* 1995;18: 10-16.

[23] Halton T.L.,et al. Low-carbohydrate-diet score and risk of coronary heart disease in women. *N Engl J Med (NEJM)* 2006;355:1991-2002.

[24] Selvin E., et al. Glycemic control, atherosklerosis, and risk factors for cardiovascular disease in individuals with diabetes: the atherosclerosis risk in communities study. *Diabetes Care,* 2005;28:1965-1973.

[25] Bray G.A., et al. Consumption of high-fructose corn syrup in beverages may play a role in the epidemic of obesity. *Am J Clin Nutr,* 2004 Apr.;79(4):537-43. Review.

krizi riskinin çok artmış olduğu Harvard Tıp Fakültesi bilim insanları tarafından bildirilmiştir.[19] Çünkü aşırı miktarda rafine edilmiş karbonhidratları yani *Karatay Mutfağı*'nda 'sağlıksız karbonhidratlar' olarak adlandırdığımız yiyecekleri tüketmenin zararlı etkisi, şişman kişilerde, zayıf kişilere oranla daha fazla olmaktadır. Maalesef diyabet hastalarının büyük çoğunluğu obezdir, şişmandır, göbeklidir ya da bel çevreleri oldukça genişlemiştir. Obezlere/diyabet hastalarına önerilmekte olan fazla karbonhidratlı beslenme sonucu, koroner hastalıklarının ilerlediği, kalp krizi risklerinin artmış olduğu ve genel durumlarının giderek daha da kötüleştiği bilimsel olarak bildirilmiştir.[26]

Koroner damar hastalıklarının ilerlemesi, kalp krizinin artması ve kan şekeri kontrollerinin güçleşmesinin nedeninin, diyabetlilerde kan şekerinin ve insülin hormonunun uzun süre yüksek kalması olduğu bildirilmiştir. Selvin ve arkadaşları, ABD'de Johns Hopkins Hastanesi'nde yapılmış olan başka bir çalışmada, diyabetli olmayan fakat şeker yani karbonhidrat metabolizmasında düzensizlikler gelişmiş olan kişilerde dahi koroner kalp hastalığı riskinin iki kat arttığını göstermişlerdir.[27]

Adı geçen çalışmada, menopozda olan kadınlarda, az yağlı ve fazla karbonhidratlı diyetle beslenme sonucu kalp hastalığı riskinin arttığı bildirilmiştir. Aynı bilimsel çalışmada menopozda olan kadınlara önerilen günlük besin değerlerinin oranları; yüzde 15 protein, yüzde 60 karbonhidrat ve yüzde 25 yağdan oluşmaktaydı.[28]

ABD'nin California eyaletinde bulunan Stanford Üniversitesi Tıp Fakültesi'ndeki araştırmacılar ise 2000 yılında, az yağlı ve fazla karbonhidratlı (yüksek glisemik indeksli) beslenme ile fazla yağlı ve az karbonhidratlı (düşük glisemik indeksli) beslenmenin kan yağlarına ve kan kolesterolüne etkisini incelemişlerdir. Sonuç olarak, fazla karbonhidratlı beslenen grupta anlamlı şekilde kan yağı olan trigliseridlerin aşırı miktarda arttığını bildirmişlerdir.[29]

Trigliseridler, şekerli ve unlu gıdalarla beslenme sonucu yükselen kan yağlarıdır. Bu nedenle araştırmacılar öneri olarak şöyle demişlerdir: *"AMERİKALILAR DİYETLERİNDE KARBONHİDRAT YERİNE, DOYMUŞ YAĞ TÜKETMEYE BAŞLAMALIDIRLAR."*

---

[26] Chen Y.D., et al. Why do low-fat, highcarbohydrate diets accentuate postprandial lipidemia in patients with NIDDM? *Diabetes Care* 1995;18:10-16.

[27] Selvin E, et al. Glycemic control and coronary heart disease risk in persons with and without diabetes: the atherosclerosis risk in communiities study. *Arch Intern Med* 2005;165:1910-1916.

[28] Jeppeson J, et al. Effects of low-fat, high-carbohydrate diets on risk factors for ischemic heart disease in postmenopausal women. *Am J Clin Nutr* 1997;65:1027-1033.

[29] Abbasi F, et al. High carbohydrate diets, trigliserides-rich lipoproteins and coronary heart disease risk. *Am J Cardiol* 2000; 85:45-48.

Trigliseridler bir çeşit kan yağıdır. Rafine edilmiş unlar, hızlı hazmolunan yüksek glisemik indeksli yiyecekler (sağlıksız karbonhidratlar), şeker, şekerli içecekler, alkol, tatlı, fazla miktarda meyve ve meyve suyu tüketme sonucu yükselirler.[30, 31]

İNSÜLİN DİRENCİNİ BAŞLATAN ZARARLI YAĞLAR TRİGLİSERİDLERDİR, YANLIŞ BİLİNDİĞİ ÜZERE DOYMUŞ KATI HAYVANSAL YAĞLAR VE ZEYTİNYAĞI GİBİ BİTKİSEL YAĞLAR DEĞİLDİR!

Doğal köy tereyağı, soğuk sıkım zeytinyağı ya da işlem görmemiş yağlı, doğal kırmızı et tüketmekle kanda trigliserid değerleri azalmaktadır. Bunun sonucu olarak da karaciğer yağlanması gerilemekte, göbek çevresi incelmektedir. Ancak işlem görmüş (salam, sosis, sucuk, jambon vb) kırmızı etlerin gerek diyabet gerekse koroner kalp hastalığı riskini artırdığı gösterilmiştir.[32]

İsveç Karolinska Üniversitesi Hastanesi'nden Dr. Lars, diyabet olmayan, fakat akut kalp krizi geçirmiş olan hastalarının şeker metabolizmalarında bozukluk başlamış olduğunu bildirmiştir (diğer bir deyişle hiperinsülinemik hastalık başlamıştır). Dr. Lars 2004 yılında Avrupa Kardiyoloji Kongresi'nde, "*KOLESTEROLÜ UNUTMALISINIZ, KALP KRİZİ GEÇİRMENİN VE ERKEN ÖLÜMLERİN EN GÜÇLÜ RİSK FAKTÖRÜ VE HABERCİSİ KAN ŞEKERİNİN YÜKSEK OLMASIDIR*" diye vurgulamıştır.[33]

2005 yılında da Dr. Chen ve arkadaşları yukarıda da değinmiş olduğumuz gibi az yağlı ve fazla karbonhidratlı diyetle beslenen diyabetli hastaların, kalp ve damar hastalıkları riskinin fazlasıyla arttığını bildirmişlerdir.[34]

Bu bağlamda yeri gelmişken, aşırı tüketilen işlem görmüş rafine un ve unlu gıda (ekmek, kek, pasta, makarna, börek, çörek vb), pirinç, patates, şekerli içecek, meyve suyu (taze sıkılmış veya fabrikasyon), enerji içeceği ve alkolün, çok çabuk hazmedildiklerinden dolayı hemen kan şekerine dönüşerek kan şekerini ve insülin hormonunu aniden yükselttiğini ve uzun süre yüksek kalmasına sebep olduğunu hatırlatmak isterim!

Birçok bilimsel çalışma, kalp krizi görülme oranının, yağlı yemeklerden sonra meydana gelmediğini göstermiştir. Bilinenin aksine, enfarktüs ya da

---

[30] Gaziano JM, et al. Fasting triglycerides, high-density lipoprotein, and risk of myocardial infarction. *Circulation,* 1997 Oct., 21;96(8):2520-25.

[31] Chen L, et al. Reduction in consumption of sugar-sweetened beverages is associated with weight loss: the PREMIER trial. *Am J Clin Nutr*, 2009 May.; 89(5):1299-306.

[32] Micha R., et al, Red and Processed Meat Consumption and Risk of Incident Coronary Heart Disease, Stroke, and Diabetes Mellitus: A Systematic Review and Meta-Analysis. *Circulation*, 2010;121:2271-2283

[33] Norhammar A., et al. Glucose metabolism in patients with acute myocardial infarction and no previous diagnosis of diabetes mellitus: a prospective study. *Lancet* 2002; 359:2140-2144.

[34] Chen Y.D., et al. Why do low-fat, high carbohidrate diets accentuate postprandial lipemia in patients with NIDDM? *Diabetes Care,* 1995;18:10-16.

kalp krizlerinin yüzde 75'inin fazla karbonhidratlarla yüklü (yüksek glimesik indeksli) yemeklerden sonra meydana geldiği gösterilmiştir.[35, 36]

Ülkemizde de çok yaygın bir kanı olan, yağlı yemeklerden hemen sonra kalp krizinin geçirildiği, kalp krizi vakalarının artmasının nedeninin aşırı yağlı yemeklerle beslenme olduğu fikri bilimsel olarak henüz hiçbir çalışma ile gösterilmemiştir. Çok ya da normal yağlı ve az karbonhidratlı beslenme, kalp hastalığı riskini artırmadığı gibi, genel olarak kabul edilmiş olan görüşün tam aksine bilakis azaltmaktadır.[37, 38] Bu alanda bir otorite olan, değerli bilimadamı J. J. Kabara'nın 2008 yılında yayınlanmış olan *Fats are Good for You and Other Secrets: How Saturated Fat and Cholesterol Actually Benefit the Body* adlı kitabı, sağlıklı yağların insan vücuduna ne kadar faydalı olduğunu açık bir şekilde anlatmaktadır.

Peki, o zaman gerçekte kolesterol vücudumuzu nasıl etkiliyor?

Kolesterolün vücudumuz için önemiyle ilgili detayları *Karatay Diyeti'yle Yaşam Boyu Sağlık* kitabında uzun uzun anlatmıştık. Burada konuyu bir şekil ile özetlemek istiyorum.

Kolesterol tüm hormonların anasıdır! Şekil-1'de görüldüğü gibi C_{23}=Kolesterol formülünde 23 adet karbon (C) vardır. Bundan 2 karbon kaybettiği zaman seks hormonlarının temeli olan 21 karbonlu hormonlar oluşur; C_{21}=Pregnelanon ve C_{21}=Progestagenler (gebelik hormonları) yani glukokortiodler (stres hormonu olan kortisol), minertlokortikoidler (böbrek üstü bezlerinden üretilen vücutta tuz dengesini düzenleyen hormon).

C_{23}'ten 4 karbon kaybedildiğinde ise C_{19}=Androgenler (androjen dediğimiz erkeklik hormonları) meydana gelmektedir. C_{23}'ten 5 karbon kaybedildiğinde de C_{18}= Estrogenler (östrojen dediğimiz kadınlık hormonları) meydana gelmektedir.

[35] Bartnik, et a. Glucose metabolism abnormal in most CAD patients. *Eur Heart J* 2004;21:1180-1190.

[36] Groves E. *Trick and Treat: How 'healthy eating' is making us ill*, pg: 140. 2008, Hammersmith Press Ltd. 14 Greville Street, London, ECIN 8SB.

[37] Kabara J. J., *Fats are Good for You and Other secrets: How Saturated Fat and Cholesterol Actually Bebefit the Body*. Published by North Atlantic Books. P.O. 12327 Berkley CA, USA, 94712.

[38] Action to Control Cardiovascular Risk in Diabetes Study Group, Gertein HC, et al.Effects of intensive glucose lowering in type 2 diabetes. N Eng J Med. 2008 Jun 12;358(24):2545-59.

Şekil-1:
Kolesterol: Hormonların Anası

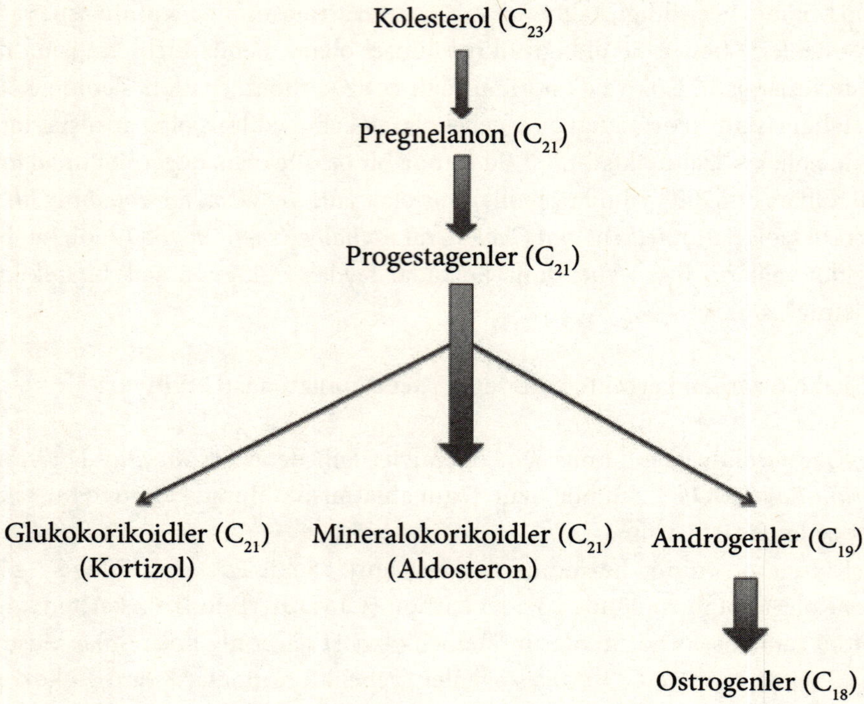

3.
'YAĞLARI AZALT' YALANINA İNANMA!

Soru:
Yemeklerimizde kullandığımız yağların hiçbiri bizi şişmanlatmaz mı, hepsi yararlı mı yani?

Cevap:
Karatay Mutfağı kitabında detaylı bir şekilde anlatmıştık. Yemeklerimizde kullandığımız yağlar, hayvansal katı yağlar (doymuş) ve bitkisel sıvı yağlar (doymamış) olarak iki gruba ayrılmaktadır:

1. Doymuş yağlar: Hayvansal kaynaklı olan katı yağlar ve tereyağıdır (butirik asit). Bu yağlar, doğallıkları bozulmadan tüketildikleri takdirde zararlı değil, bilakis sağlıklı bir vücut için olmazsa olmaz ana besin maddeleridir. Bağışıklık sistemimizi ve kalbimizi kuvvetlendiren temel yapıtaşlarıdır.
2. Doymamış yağlar: Bitkisel kaynaklı olan sıvı yağlardır. Bitkisel kaynaklı sıvı yağlar da üç alt gruba ayrılır:

a) Tekli doymamış yağ grubunda, Omega-9 grubundaki gibi (zeytinyağı ve fındık yağı) faydalı sıvı yağlar bulunur.
b) Çoklu doymamış yağ grubunda, Omega-3 (balıkyağı) ve Omega-6 (doğal mısırözü, ayçiçeği yağları) gibi bitkisel sıvı yağlar vardır.
c) Çoklu doymamış trans yağlar ise, doğallıkları bozulmuş bitkisel kaynaklı sıvı yağlardır. Trans yağlar, fabrikasyon işlem ve yanlış kullanma sonucu doğallıklarını kaybetmişlerdir (rafine işlemi görerek ve ısıya maruz kalarak bozulmuş olan mısırözü, ayçiçeği, soya, pamuk, kanola yağı, margarin vb).

Doğallıkları bozulduğuna göre o zaman trans yağlardan uzak duracağız...

Trans yağlar, sağlıklı diye bol miktarda kullanılan bitkisel sıvı yağlardan oluşurlar ve gerçekte 'sağlıksız yağ' sınıfındadırlar. Ülkemizde en çok kullanılan mısırözü ve ayçiçeği yağları, çoklu doymamış olan Omega-6 yağını içerirler.

Omega-6 yağları, aşırı kırılgan ve hassastırlar. Çok çabuk bozularak doğallıklarını kaybederler, bu nedenle aşırı miktarda trans yağ meydana gelir. Omega-6 içeren bitkisel sıvı yağlar da çok çabuk bozuldukları için raf ömürleri çok kısadır.[39]

Fabrikalarda farklı işlemlerle doymuş ya da yarı doymuş hale getirilip, margarin ya da rivyera tipi rafine edilmiş sıvı yağlara dönüştürüldükleri sırada, doğal durumları olan çoklu doymamış özellikleri ile birlikte, içerdikleri doğal vitamin ve sağlıklı mineralleri de tamamen kaybederler. Artık virgin, yani el değmemiş değillerdir, trans yağlarla yüklüdürler. Doğal vitamin ve minerallerinden, sağlıklı olan fakat çabuk bozulan çoklu doymamış Omega-6 yağlarından yoksun bırakılmışlardır.[40, 41, 42]

Sağlıksızdırlar! Normal hormon yapımını (özellikle seks, stres hormonları yapımını) önlerler. Bağışıklık sistemini zayıflatırlar. İnsülin direncini artırırlar. Yeni doku yapımını engellerler. Kilo almayı hızlandırırlar. Öyle ki, günlük kalori alımları eşit olan iki kişiden daha fazla trans yağ tüketen kişinin, kilo olarak ağırlığı daha fazla gelmektedir.[43]

Sağlıklı yağlar hangileri, faydaları neler?

Doğal olan bütün yağlar sağlıklıdır. Zararlı değildir! Vücudumuzda biriken yağların sağlıklı olarak yıkılması da, ancak sağlıklı yağları yiyerek mümkün olmaktadır. İnsana zararlı olansa, doğallığı bozulmuş olan yağlardır.

Doğal yağların birçok faydası vardır.[44] Bu faydaların başında, ancak yağda eriyerek vücudumuza girebilen ve vücudumuz için önemli olan A, D, E, K vitaminlerinin yiyeceklerimizle emilmesini sağlamaları gelir.

Sağlıklı yağlar (tereyağı, kuyrukyağı, balıkyağı, zeytinyağı) yenmediği zaman, yağda eriyen A, D, E, K vitaminlerinin (yemeklerle almış olsak bile) emilimi gerçekleşemez. Bunun sonucunda sağlığımız için büyük önemi olan bu vitaminler vücudumuzda giderek azalırlar. Bu vitaminlerin azalması da vücut

---

[39] Mozaffarian D., Rimm E.B., Herrigton D.M.. Dietary fats, carbohydrate, and progression of coronary atherosclerosis among postmenaposal women. *Am J Clin Nutr* 2004;80:1175-84.

[40] Enig Mary., Doctoral Dissertation. University of Maryland, 1984.

[41] Enig Mary., *J American Oil Chemistry Society* ;1983.

[42] Mozaffarian D., Trans fatty acids - Effects on systemic inflammation and endothelial function. Atheroscler Suppl. 2006;7:29-32.

[43] Enig Mary., Fallon Sally, *Eat Fat Lose Fat. The Healthy Alternative to Trans Fats,* Penguin Books Ltd. London WC2R ORL., England 2006.

[44] Das,U.N., Beneficial effects of n-3 fatty acids in cardiovascular diseases: but, why and how? Prostaglandins, Leukotrienes and Essential Fatty Acids, Dec. 2000; 63:351-62.

direncinin bozulmasının ve hastalanmamızın nedenlerinden biridir.

Sağlıklı yağlar, tereyağı, hayvansal katı yağlar, balıkyağı yani Omega-3,[45, 46] bozulmadan (ısıl işlem görmeden) soğuk sıkım yöntemiyle üretilmiş mısırözü ve ayçiçeği yağları yani Omega-6, bozulmadan (ısıl işlem görmeden) soğuk sıkım yöntemiyle üretilmiş zeytinyağı ve fındık yağı yani Omega-9 yağlarıdır.

Yaşayan bir organizmada tüm hücreleri çevreleyen hücre zarları vardır. Hücre zarları hücrelerin nefes almasını, beslenmesini, korunmasını ve normal çalışmasını sağlar. Bütün hücre zarlarını, temel yapıtaşları olan Omega-3, Omega-6 yağları, kolesterol ve fosfolipitler yani korktuğumuz kan yağları (lipitleri) oluşturur. Bu tür yağlar doğal olarak her gün düzenli bir şekilde tüketilirse, hücrelerin nefes almaları, beslenme ve çalışmaları normalleşecek, sonuç olarak insülin ve leptin direnci kırılacaktır. Böylelikle obezite/diyabet riski ortadan kalkacaktır!

Sağlıklı yağlar da birkaç gruba ayrılır:

1. Hayvansal kaynaklı olan doğal tereyağı (butirik asit), kuyrukyağı
Kolay bozulmazlar ve ısıya dayanıklıdırlar.

2. Balıkyağında bulunan Omega-3
Çabuk bozulur.

3. Doğallığı bozulmamış mısırözü ve ayçiçeği yağında bulunan Omega-6
Açık havada bekleyince, yüksek ısıda ve işlemler sırasında hemen bozulur, trans yağa dönüşür.

4. Zeytinyağı ve fındık yağında bulunan Omega-9 (oleik asit)
Çabuk bozulmaz, ısıya dayanıklıdır.

Çoklu doymamış olan Omega-3 ve Omega-6 yağları, insan vücudunda üretilemez. Bu sebeple temel yağlar ya da esansiyel yağlar olarak adlandırılırlar. Mutlaka besinlerle ya da destek olarak alınmaları gerekir.

İnsan vücudu, gereksinimine göre Omega-9 denilen 'oleik yağı' üretir.

Bu nedenle zeytinyağı ve fındık yağında bulunan Omega-9 'oleik yağı' temel bir yağ değildir.

Tereyağı doymuş olduğu için, zeytinyağı da tekli doymamış olduğu için dayanıklıdır. Doğal köy tereyağı ve soğuk sıkım sızma zeytinyağını 250°C'ye kadar ısıttığımız zaman bile bozulmaz. Ama Omega-3 çabuk bozulur.

Doğal olan Omega-3 ve bozulmamış Omega-6 yağları obezite/diyabet riskini azaltır mı?

Bu yağlar sağlıklı doğmamıza, büyümemize, ürememize ve yaşamamıza

---

[45] Simonopolus A. P. and Robinson J., *The Omega Diet*. Harper Collins Publishers, New York, NY 1999.
[46] Gordon G., *The Omega-3 Miracle*. Freedom Press, Ca 2004.

neden olurlar. Omega-3 ve Omega-6 yağları, hücre zarlarında sağlıklı olan 1/4 oranında ya da bu orana yakın bir şekilde oldukları zaman, organizma sağlıklı kalacaktır. Doğal olan Omega-3 ve bozulmamış Omega-6 yağlarının birçok hastalığa faydalı olduğunu *Karatay Diyeti* ve *Karatay Diyeti'yle Yaşam Boyu Sağlık* kitaplarında detaylı olarak açıklamıştım.

Bu kitapta konumuz olan şişmanlık ve diyabet açısından bakarsak, bu yağlar başta kilo alma ve obeziteyi önler, kilo vermeyi hızlandırırlar.[47]

İnsülin ve leptin direncinin gelişmesini önlerler, gelişmiş olan insülin ve leptin direncini kırarlar. Diyabet hastalığını önlerler, tedavisini kolaylaştırırlar.

Kan yağlarımızı düzenler, normal düzeylere getirirler.[48]

Damar sertliği, hipertansiyon, kalp-damar tıkanıklıkları, kalp krizi ve felç hastalıklarını önlerler.[49, 50]

Kalp yetersizliğini önlerler.[51, 52]

Ani ölümleri önledikleri gösterilmiştir.[53]

Sağlıklı olan esansiyel yağlar, sağlıklı bir şekilde tüketildikleri zaman yaşlanma, kronik ve dejeneratif hastalıklar dediğimiz hastalıklar önlenebilecek ya da ilerlemeleri yavaşlayacak ve gerileyecektir.[54]

Omega-3 yağlarının saydığımız yararları birçok kapsamlı bilimsel çalışma ile kanıtlanmış olduğundan bu yağlara 'yaşatan/iyileştiren yağlar' diyoruz. Bu nedenle her gün mutlaka doğal olarak yiyeceklerle ya da gıda desteği olarak alınması gerekmektedir. Günde 1-3 gr saf Omega-3 kapsülü (kuvvetli bir antioksidanla birlikte) rahatlıkla tüketilebilir.

Yağlı yiyecekler kan kolesterolünü yükseltip, kalp hastalığına neden olmaz mı?

Bu sorunun iki cevabı vardır, birincisi, yağlı yiyecekler kan kolesterolünü yükseltmez. Sadece sağlıksız karbonhidrat dediğimiz glisemik indeksi yüksek yiyecekler kanda trigliserid denen kan yağlarını yükseltir. Asıl kan yağlarının metabolizmasını bozan ve onları zararlı hale getiren, tatlı, şeker, tatlandırıcılar, fazla miktarda bal ve meyve, aşırı miktarda meyve suları, şekerli içecekler, be-

---

[47] Allport S., *The Queen of Fats. Why Omega-3s were Removed from the Western Diet. What We can do to Replace Them*. University of California Press. California London 2006.

[48] Gordon G., Joiner-Bey H., *The Omega-3 Miracle*, Freedom Press. Topanga Ca, 2004.

[49] John H.L., et al., *Mayo Clinic Proceedings*, March 2008.

[50] Burr M.L., et al., *Lancet* 1989.

[51] GISSI-HF investigators. www.thelancet.com

[52] Fonarow G.C., *Lancet* 2008 . www.thelancet.com

[53] Mitsuhiro Y., *Lancet* 2007. www.thelancet.com

[54] Enig M., Fallon S., *Eat Fat Lose Fat*. First Plume Printing, Penguin Books. Pg.45. England, 2006.

yaz pirinç, patates, rafine edilmiş unlardan yapay kabartıcı ve koruyucular ile yapılmış ekmek, tost gibi sağlıksız karbonhidrat grubundaki tüm yüksek glisemik indeksli yiyeceklerdir. İkincisi de bilinenin aksine yüksek miktarda kolesterol içeren yiyeceklerin tüketilmesi sonucu, bu yiyeceklerde bulunan kolesterol, direkt kolesterol olarak hemen kana geçmez ve kan kolesterolünü yükseltmez!

ABD'de, Connecticut Üniversitesi'nde 2002 yılında yapılan bir araştırmada, bilimadamları ilginç bir çalışmaya imza atmışlardır. Kan kolesterolü ve kilosu normal sağlıklı bir grup erkeğin, çok az miktarda karbonhidrat ve fazla miktarda yağla beslenmeleri sonunda, bu kişilerin kan kolesterol değerlerini incelemişlerdir.

Bu beslenme biçiminde günlük total kalorinin yüzde 8'ini karbonhidratlar ve yüzde 61'ini yağlar oluşturuyordu. Araştırmacılar, günlük tüm kalorinin 2/3'ünü yağların oluşturduğu bu beslenme biçiminin, kan kolesterolünü aşırı derecede yükseltmesini bekliyorlardı. Oysa sadece altı hafta gibi kısa bir sürenin sonunda, elde edilen sonuçlar son derece şaşırtıcıydı! Günlük beslenmelerinde yüzde 61 oranında yağın bulunması sonucu kan kolesterol değerlerinde yükselme olacağı beklenirken, tam aksine bu kişilerin kolesterol düzeylerinde yüzde 29 oranında azalma olduğu saptandı. Aynı zamanda kan kolesterolleri ile birlikte diğer bazı kan değerlerinde de düşüşlerin meydana gelmiş olduğunu gözlendi. Araştırmacılar, sağlıklı oldukları halde bu kişilerin kan trigliserid değerlerinde yüzde 33 ve kan insülin değerlerinde de yüzde 34 oranında azalma olduğunu gördüler ve hayrete düştüklerini bildirdiler.[55]

DEMEK Kİ AZ MİKTARDA KARBONHİDRAT VE FAZLA MİKTARDA DOĞAL HAYVANSAL YAĞLA BESLENMEK KALP KRİZİ İÇİN BİR RİSK DEĞİLDİR, KALP KRİZİ GÖRÜLME ORANINI AZALMAKTADIR!

Daha uzun süren benzer bir çalışma ise yine 2002 yılında, ABD'nin Duke Üniversitesi Genel Dâhiliye Bölümü'nde 6 ay kadar bir süreyle yapılmıştır. Hastalar doyuncaya kadar arzu ettikleri kadar yağlı kırmızı et, peynir, yumurta, balık, tereyağı ve doymuş yağla beslenmişlerdir. Ancak aldıkları günlük total karbonhidrat oranı, günlük total kalorinin yüzde 25'i ile sınırlandırılmıştır. Yani bu hastaların günlük karbonhidrat miktarları, günlük kalori ihtiyaçlarının yüzde 25'i kadarını oluşturuyordu. Bu şekilde beslenmiş olan hastaların 6 aydan sonra ortalama 10 kilo verdikleri, başlangıç değerlerine göre kan kolesterollerinin yüzde 6,1 oranında azaldığı ve kan yağlarından trigliseridlerinin ise yüzde 40 oranında düştüğü bildirilmiştir.[56]

---

[55] Sharman M.J., et al. A ketojenic diet favorably affects serum biomarkers for cardiovascular disease in normal-weight men. *J Nutr* 2002;132:1379-1885.

[56] Gordon G., Joiner-Bey H., *The Omega-3 Miracle*, Freedom Press. Topanga Ca, 2004.

Hastaların, serbest bir şekilde istedikleri kadar doğal olan doymuş yağ, kırmızı et gibi hayvansal besinlerle beslenme sonucunda kilo vermelerinin yanı sıra, kan kolesterollerinin yükselmediğini, aksine azaldığını gören baş araştırmacı Dr. Eric Westman ve arkadaşları oldukça şaşırmışlardı! Oysa bu araştırmanın hedefi, tüm hayvansal besinlerin ve doymuş yağların, kan yağlarını tehlikeli bir şekilde yükselttiğini göstermek[57] ve hayvansal besinlerin sağlığımız için ne kadar tehlikeli olduğunu ispat etmekti!

Demek ki, az karbonhidratlı yani düşük glisemik inseksli yiyecekler, sağlıklı doğal yağlar ve proteinlerle beslenen kişilerin kiloları azalıyor, obeziteden kurtulabiliyorlar. Karaciğer yağlanması bilimsel olarak, alkole bağlı olan ve olmayan şeklinde ikiye ayrılmaktadır. Her ikisi de çok tehlikelidir ve son yıllarda hızla artan karaciğer kanserinin en önemli nedenlerindendir. Alkole bağlı olmayan karaciğer yağlanması küçük bebeklerde dahi görülmeye başladığı için yapılan bilimsel araştırmalar sonucunda gösterilmiştir ki; biyolojik olarak metabolizmada normalleşme oluştuğu zaman, yani kan insülin değerleri normal olan 5 IU/ml'ye indiğinde, karaciğerde alkole bağlı olmayan yağlanma giderildiğinde, insülin direnci kalmadığından dolayı doğal olarak kan trigliseridleri de normalleşiyor.

Obezite/diyabet riski azaldığı ve gerilediği zaman doğal bir şekilde kalp krizi görülme oranı da azalıyor, diğer hiperinsülinemik hastalıkların da önü alınıyor ve insanlar sağlıklarına kavuşuyorlar, dinç ve mutlu oluyorlar. Uykuları da, bağırsak hareketleri de düzene giriyor. Bu konuda birçok hastamdan olumlu yönde geri bildirimler alıyorum. Bazı hastalarım konuyu sosyal medyaya taşıyarak yaşadıklarını paylaşmaktadırlar. Örneğin Yüksek Mimar A. Okan Çağlar, eşiyle birlikte nasıl zayıfladıklarını facebook üzerinde resimleyerek anlatmaktadır.[58] Yine Karatay Diyeti uygulayıcılarından Yüksek Su Mühendisi Murat Gönül'ün başını çektiği bir grup 'obeziteye son' isimli bir sivil toplum hareketi başlatmışlarıdır.[59]

O zaman asıl ekmek ve tatlıları azaltacağız...

Evet! Kan şekerini, dolayısıyla insülin hormonunu yükselterek diyabeti ve koroner kalp hastalığını başlatan en önemli etkenler, besinlerle tüketilen rafine karbonhidratlar, şekerli yiyecekler, içecekler ve aşırı miktarda yenen meyvelerdir. Kan şekerimiz yükseldikçe ve yüksek kaldıkça, kan yağlarımızdan trig-

---

[57] Westman EC, et al. Effect of 6-months adherence to a very low carbohydrate program. *Am J Med* 2002; 113: 30-36.
[58] A. Okan Çağlar'ın zayıflama macerası: https://www.facebook.com/media/set/?set=a.10151071955293159.445254.737933158&type=3&l=8783d95725
[59] http://obeziteyeson.tumblr.com/

liseridler de yükselir ve yüksek kalır. Kan şekerimiz normal düzeylere inince, trigliseridlerimiz de normal düzeylere iner.

TRİGLİSERİDLERİ VE KAN YAĞLARINI ALT ÜST EDEN ASIL SUÇLULAR (İNSÜLİN HORMONUNU DA YÜKSELTEN) TOKSİK ŞEKERLERDİR VE KANDA TOKSİK ŞEKERE DÖNÜŞEN TÜM KARBONHİDRATLARDIR.

Toksik şekere dönüşen karbonhidratların başında işlenmiş, un ufak hale dönüştürülmüş nişasta ve unlar, undan yapılan hamur işleri, aşırı şekerli içecekler, enerji içecekleri, beyaz pirinç, patates, özellikle yemek üstüne yenen aşırı miktarda meyve ve işlenmiş diğer yiyecekler yani tüm yüksek glisemik indeksli yiyecekler gelir.

İyi anla:

- Bu noktada sıkça sorulan çok önemli bir iki konuya açıklık getirmek istiyorum. Öncelikle hibritleştirilmemiş, GDO ile genleri değiştirilmemiş, rafine edilmemiş buğday elbette sağlıklıdır.
- Atalarımız yıllarca buğdayı taş değirmende öğütüp ekşi maya ile yoğurduktan sonra taş fırında pişirerek tükettiler. Tabii aynı zamanda yedikleri ekmeği yakacak şekilde hareketli bir yaşam tarzları vardı.
- Oysa bugün Türkiye'de üretilen ekmekler o eski ekmekler değil! Buğdayın çoğu hibrit, un fabrikasyon, maya endüstriyel. Taş değirmen belki bir elin on parmağı kadar bile yok! Dünyanın en eski buğdaylarından Kastamonu'nun 'siyez', Kars'ın 'kavılca' buğdayı da o kadar azaldı ki koruma altına alındı!
- 1950'li yıllardan önce Türkiye'de beyaz ekmek yoktu, rafine un da yoktu. Son 60 yıl içinde gelişen teknoloji ile hem unların öğütülme hızı arttı hem de glisemik indeksleri! Artık ne un eski un, ne de maya eski maya! Bugün yediğiniz bir dilim ekmek, üzerine sığacak sayıda kesme şekere eşit! Bu sebeple ekmek kan şekerini çok aşırı hızda yükseltip aniden düşürebiliyor.
- Ayrıca ekmeklerin içinde aşırı miktarda tuz ve yumuşaklığını artırmak ya da daha çekici görünmesini sağlamak için farklı yapay katkılar da kullanılabiliyor.
- Sonuçta bu kadar olumsuz etki bir araya toplanınca ekmek sizi değil vücuta sinsi sinsi gelişen dejeneratif hastalıkları beslemiş oluyor. Tabii bir de Türk halkında yaygın bir şekilde gizli maya ve glüten/gliyadin alerjisi olması, bu konuyu daha önemli bir sağlık sorunu haline getiriyor.
- İşte ben bu sebeplerle rafine edilmiş unla yapılan ekmek yerine buğdayın kendisini (salata, çorba, pilav veya keşkek olarak) tüketin, buğday ya da bulgur yiyin diyorum.

- Kilo problemi olmayanlar ya da insülin direncini kırmayı başarmış olanlar, eğer çok istiyorlarsa Konya yöresine ait olan etli ekmek (kaşar peynirsiz olarak) ya da lahmacun gibi yiyecekleri rahatlıkla tüketebilirler. Etli ekmek ve lahmacunun ekmeği mayasız ve son derece incedir. Ayrıca bol soğan, limon, maydanoz ve ayranla tüketildiği zaman gayet dengeli ve sağlıklı bir gıdadır.
- Obezseniz/diyabetliyseniz bağımlılıktan kurtulma döneminde yufka ekmeği veya tandır ekmeği dediğimiz yiyecekleri kullanmak da doğru değildir. Ancak ekmek alışkanlığından kurtulduktan sonra yufka gibi ekmekler, örneğin bizim Elazığ, Malatya gibi yörelerimizde yapılan yufka ekmeği, tandır ekmeği azar azar yenebilir.
- Meyve konusuna gelince... Mevsiminde doğal olarak (hormonsuz, kimyasal ilaçsız, GDO'suz) yetişmiş ve sağlıklı ortamda, kimyasal koruyucu maddeler sıkılmadan (mumlanıp parlatılmadan) saklanıp satışa sunulan tüm meyveler sağlıklıdır.
- Meyvelerin içerdiği şeker oranları glisemik indeksini belirler. Bu sebeple meyvelerin tüketim miktarları, zamanları ve şekilleri onları vücudumuz için sağlıklı veya sağlıksız hale getirebilir.
- Örneğin gün boyunca başka tatlı ve şekerli bir yiyecek yememek koşuluyla sonbahar ve kış aylarında sabah kahvaltısında yenecek bir adet yerli muz, glisemik indeksi yüksek olmasına rağmen verdiği enerji gün içinde yakılabileceği için sağlıklıdır. Ancak aynı muz akşam yemeğinden sonra tok karnına yenirse ve ardından yatılırsa, gece enerjisi fazla gelip yağ olarak depolanacağı için sağlıksızdır.
- Başka bir örnek, öğlen yemeği yerine ceviz içi/badem/fındık/fıstık gibi kuruyemişlerle birlikte mevsiminde tüketilecek bir adet bütün portakal veya iki adet mandalina lifi ile birlikte yendiğinde (lifi ile yenen portakal veya mandalina yavaş yavaş hazmedilir, kan şekerini ve insülini yavaş yavaş yükseltir) vücut için sağlıklıdır. Ancak iki/üç portakal veya dört/beş mandalina sıkılıp bir su bardağı portakal suyu veya mandalina suyu haline getirildiğinde (glisemik yükü arttığı ve liflerinden arındırılıp su haline getirildiği için), içildiği anda hızla kana karışıp kan şekerini ve insülini aniden yükseltir. İki üç saat sonra da aniden düşmesine sebep olur, işte bu durumda sağlıksızdır!
- Yine başka bir örnek, eğer gün içinde başka meyve yemediyseniz ve çok acıkmadıysanız akşam yemeği yerine 3-4 adet gün kurusu kayısı/2-3 adet kuru erik/1 adet kuru incir gibi kuru meyve ile tüketilecek bir kâse yoğurt, yanında başka bir yemek yenmediğinde sağlıklıdır. Ancak saat 19.00-

2000'ye kadar yenmiş olsa dahi yanında salatası ve ayranı ile birlikte yenen etli, sebzeli veya baklagilli bir yemeğin üstüne aynı kuru meyveler yendiğinde ve ardından da uyku faslına geçildiğinde sağlıksızdır. Çünkü bu durumda vücut aldığı fazla enerjiyi direk depo yağlarına dönüştürecektir.

- Özet olarak, sağlıklı olsalar dahi yediğimiz yiyeceklerin miktarı, tüketim şekli ve zamanı vücudumuzun sağlığı için çok önemlidir!

Sonuç:

- Obezlerde/diyabet hastalarında oldukça yüksek oranda görülen kalp ve damar hastalıklarının nedeni, yüksek kan şekeri ile birlikte dolaşımda bulunan yüksek insülin hormonudur. İnsülin yüksekliği (insülin direnci) dediğimiz hiperinsülinemik hastalıkların en önemli üçlüsü obezite, diyabet ve kalp hastalıklarıdır.[60]

Şekil-2:
Hiperinsülinemik Hastalıkların En Önemli Üçlüsü

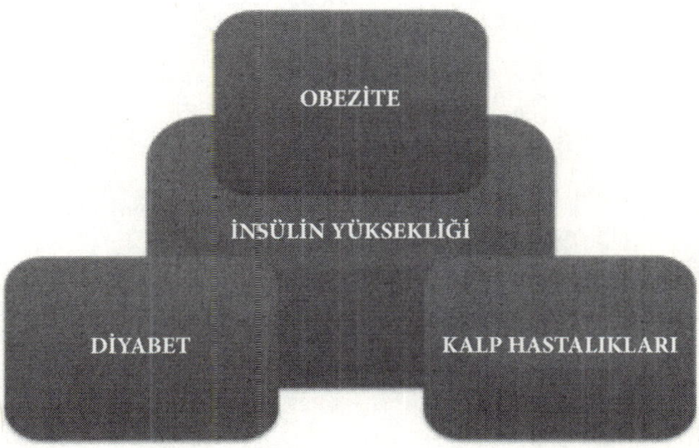

- Doğal yağla yapılan yemekler trigliseridlerin, kolesterolün ve insülinin sağlıklı, normal değerlere gelmesini sağlıyor! Hayvansal doğal yağlar ve kırmızı et, obezler/diyabet hastaları için sağlıklıdır, zararlı değildir! Kilo verdirerek bütün hiperinsülinemik hastalıkların gelişmelerini önlemektedir!
- Obezler/diyabet hastaları için en kötü beslenme şeklinin, az yağlı ve rafine olmuş fazla karbonhidratlı bir beslenme olduğu artık kabul edilmek-

[60] Cordain L., et al. Hyperinsulinemic diseases of civilization: more than just Syndrome X. Comparative Biochemistry and Physiology Part A 136(2003)95-112.

tedir. Harvard Tıp Fakültesi Beslenme Bölümü, 2002 yılında, bu bilgiler ışığında sağlıklı beslenme piramidini tekrar gözden geçirmiş ve yeni bir şekilde düzenlemiştir.[61]

- Bu amaçla, *Karatay Diyeti'yle Yaşam Boyu Sağlık* kitabında da bulunan sağlıklı beslenme piramidini, kendi halkımızın beslenme tarzına uygun ve kolay uygulanabilir şekilde hazırladım ve halkımıza sundum.[62]

Şekil-3:
Karatay Beslenme Piramidi

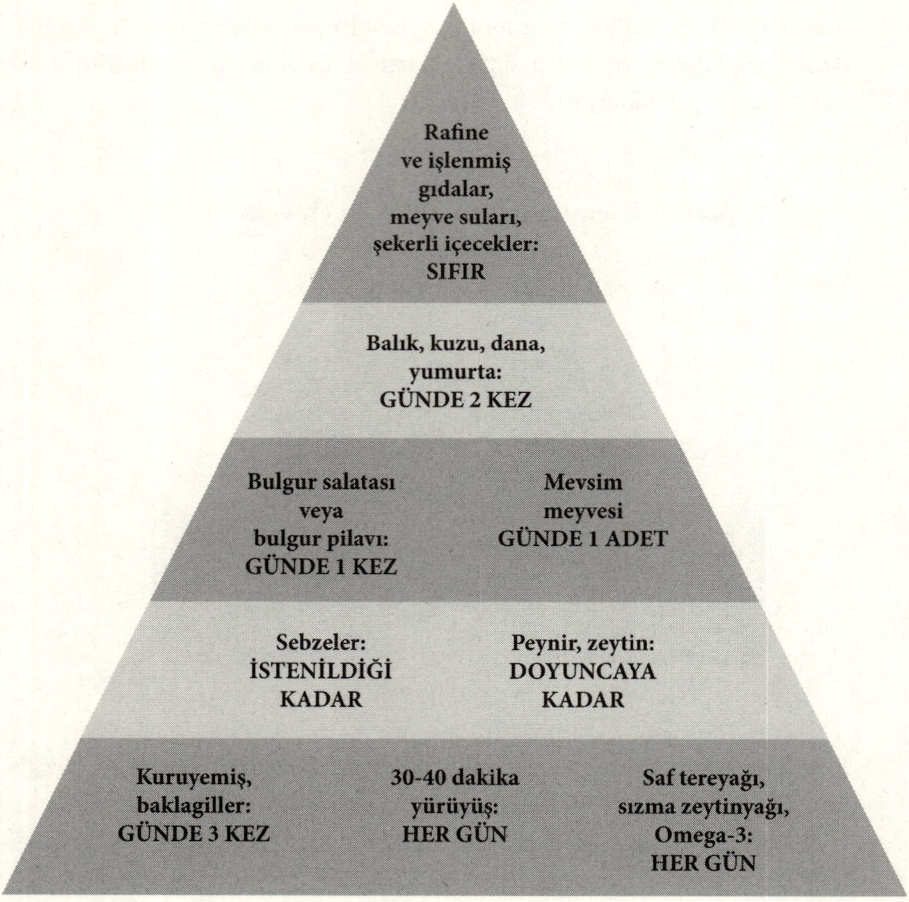

[61] Walter C. Willet, et al. *Eat Drink and Be Healthy. The Harvard Medical School Guide to Healthy Eating*, pg: 13. 2005 Free Press. 1230 Avenue of the Americas. New York, NY 10020.

[62] Karatay C.E., *Karatay Diyeti'yle Yaşam Boyu Sağlık*, sayfa 56, Hayykitap, İstanbul, 2011.

4.
KOLESTEROLDEN DEĞİL, DAMARLARINI TIKAYAN ŞEKERDEN KORK!

Soru:
Obezite/diyabet kalp yetersizliğini de etkiler mi?

Cevap:

Evet, obezite/diyabet kalp yetersizliğini de kötü olarak etkiler! Şeker ve insülin metabolizması bozukluğuna, kalbin pompalama gücünün azaldığı, yetersiz kaldığı kişilerde de oldukça sık rastlanır. Özellikle ileri yaşlardaki kişilerde, kalp yetersizliği ve obezite/diyabet genellikle birlikte bulunmaktadır.[63, 64]

Obez/diyabetli olan hastalarda da, genel olarak kan şekeri ve insülin hormonu yüksekliğinin yanı sıra, kalp yetersizliğinin de birlikte görüldüğü bildirilmiştir. ABD'de Atlanta'da bulunan Emory Üniversitesi Tıp Fakültesi'nde, Dr. Joshua Barzilay ve arkadaşları 65 yaş ve üstü şeker hastalarını sekiz yıl süre ile izlemişlerdir. Şeker hastalarında, açlık kan şekerlerinde azıcık bir yükselme olması durumunda, kalp yetersizliği riskinin yüzde 41 oranında arttığını 2004 yılında bildirmişlerdir.[65]

ABD'de Minnesota Üniversitesi'nde de 10 yıl süre ile obezler/diyabetli hastalar izlenmiş ve bacaklarında meydana gelen damar tıkanıklığının kan kolesterolü ile bir ilişkisinin bulunmadığı, buna karşın damar tıkanıklığının asıl nedeninin açlık kan şekeri yüksekliği ve yüksek insülin değerleri olduğu 2005 yılında bildirilmiştir.[66]

---

[63] Bhashyam S., et al. Aging is associated with myocardial insulin resistance and myocardial dysfunction. *Am J Physiol Heart Circ Physiol*, 2007 Nov.;293(5):H3063-71.

[64] Ryan AS. Insulin resistance with aging: effects of diet and exercise. *Sports Med*, 2000 Nov;30(5):327-46. Review.

[65] Barzilay J.I., et al. The association of fasting glucose levels with congestive heart failure in diabetic adults ≥65 years: the Cardiovascular Health Study. *J Am Coll Cardiol* 2004; 43: 2236-2241.

[66] Wattanakit K., et al. Risk factors for peripheral arterial disease incidence in persons with diabetes: the Atherosclerosis Risk in Communities (ARIC) Study. *Atherosclerosis* 2005;180:389-397.

Diyabetli hastalarda sıklıkla kol, bacak ve ayaklarda meydana gelen damar tıkanıklığı sonucu kangren oluştuğunu biliyoruz. Bu nedenle, kontrol edilemeyen kan şekeri ve insülin yüksekliği sonucu, tedavi edilemeyen hastaların kangrenli bacakları ve kolları kesilmektedir (bilimsel olarak amputasyon uygulanmaktadır).

Oysa diyabetli hastalarda kol, bacak ve ayak parmaklarının kesilmesi ile sonuçlanan ciddi damar tıkanıklığı komplikasyonlarının, sağlıklı yaşam biçimi ve beslenme sonucu önlenebilir olduğu bilimsel araştırmalarla gösterilmiş, en etkili önlemin ve yolun, kan şekeri ve insülin değerlerini düşürmek ve düşük tutmak olduğu bildirilmiştir. P. Gaede ve arkadaşları 2003 yılında yaptıkları bilimsel araştırmada, obez/diyabetli hastaların tedavisinde en etkili yöntemin az karbonhidratlı diyetler tüketmek olduğunu ve bunun sonucunda damar tıkanıklıklarına bağlı komplikasyonların azaldığını göstermişlerdir.[67]

Kıssadan hisse:

O HALDE, OBEZLERDE/DİYABET HASTALARINDA OLDUKÇA CİDDİ DAMAR TIKANIKLIKLARINI, KORONER KALP HASTALIĞINI, YANİ KALP KRİZİNİ VE İNME DEDİĞİMİZ FELÇ OLMA OLASILIĞINI VE RİSKİNİ AZALTMAK, ÖNLEMEK KENDİ ELİMİZDEDİR, BAŞKASININ ELİNDE DEĞİLDİR!

AŞIRI MİKTARDA İŞLEM GÖRMÜŞ UNLU, NİŞASTALI VB HAMUR İŞLERİ VE ŞEKERLİ İÇECEKLER GİBİ ÇOK ÇABUK HAZMEDİLEN VE KAN ŞEKERİNİ HIZLA YÜKSELTEN KARBONHİDRATLARDAN YANİ YÜKSEK GLİSEMİK İNDEKSLİ YİYECEKLERDEN UZAK DURMAK EN KOLAY, EN BASİT VE EN UCUZ YOLDUR!

[67] Gaede P, et al. Multifactorrial intervention and cardiovascular disease in patients with type 2 diabetes. *N Eng J Med* 2003; 348:383-393.

5.

FELÇ OLMAK İSTEMİYORSAN, ONU 'TATLI TATLI' DAVET ETME!

Soru:

Obezlerde/diyabetli hastalarda felç gibi beyin damarı tıkanıklığı hastalıkları da görülüyor mu?

Cevap:

Evet, obezlerde/diyabetli hastalarda felç yani inme meydana gelme oranı oldukça fazladır. Kişileri sakat bırakan, aile ve topluma, özellikle ülkemizin sağlık bütçesine büyük yük getiren felç, önlenebilen bir sağlık problemidir.

Hollanda'da bulunan Rotterdam Erasmus Tıp Merkezi'nden Dr. Sarah Vermeer ve arkadaşlarının yaptıkları bir araştırma sonucu, şeker metabolizması bozukluğu olan kişilerde felç olma riskinin arttığı bildirilmiştir. Bu araştırmacılar, hasta olmayan ve sağlıklı olarak bilinen kişilerin şeker ve insülin metabolizmalarında belirli belirsiz bir bozukluk görülmesi durumunda, şeker ve insülin metabolizmasında bozukluk saptanmamış olan kişilere oranla felç olma riskinin iki katına çıktığını, diyabetli olanlarda ise üç katına kadar çıktığını bildirmişlerdir.[68] İnsülin yüksekliği ya da insülin direnci olan kişilerde daha fazla oranda öğrenme bozukluğu ve unutkanlık geliştiği de birçok bilimsel çalışmada gösterilmiştir.[69]

Fazla şekerli ve karbonhidrattan zengin bir yemekten sonra, sağlıklı kişilerde dahi gerek metabolizma, gerekse dolaşım sistemlerinde ciddi bozuklukların oluştuğu da İsveç'te yürütülen bir çalışma ile gösterilmiştir. İsveç'te bulunan Gothenburg Üniversitesi'nde yapılmış olan bir araştırmada, karbonhidrat ve şekerden zengin bir yemek yedikten sonra, sağlıklı kişilerin damarlarında bü-

---

[68] Vermeer S.E., et al. Impaired glucose tolerance increases stroke risk in non-diabetic patients with transient ischemic attack or minor ischemic stroke. *Stroke*, 2006; 37:1413-1417.

[69] Yaffe K., et al. The metabolic syndrome, inflammation, and risk of cognitive decline. *JAMA*. 2004 Nov. 10;292(18):2237-42.

züşme olduğu ve kan basınçlarının yükseldiği bildirilmiştir.[70, 71, 72]

Stefhanie Debette ve arkadaşları, Boston Üniversitesi Tıp Fakültesi'nde yaptıkları çok merkezli bilimsel çalışmada, yüksek vücut kitle indeksi, bel çevresinin genişliği, ciltaltı yağları ve iç organ yağlarının artması sonucunda, magnetik rezonans tekniğiyle ölçtükleri total beyin hacminde azalma olduğunu göstermişlerdir.[73]

---

[70] Jern S., Effects of acute carbonhydrate administration on central and peripheral hemodynamics responses to mental stress. *Hypertension* 1991;18:790-797.

[71] De la Monte SM, et al. Alzheimer's disease is type 3 diabetes-evidence reviewed. *J Diabetes Sci Technol*, 2008 Nov.;2(6):1101-13.

[72] Stein J.L., et al. Cardiovascular Health Study;ADNI: Obesity is linked with lower brain volume in 700 AD and MCI patients. *Neurobiological Aging*, 2010 Aug.;31(8):1326-39.

[73] Ann Neurol. Published online May 20, 2010.

6. KAN ŞEKERİ VE İNSÜLİN DEĞERLERİNİ SIKI TAKİP ET!

Soru:
Kan şekerimiz ve insülin hormonumuz neden yükseliyor?

Cevap:
Bir kez insülin direnci gelişmeye görsün, bu kırılmadıkça ya da düzeltilmedikçe, ne kan şekeri düşer, ne insülin azalır, ne de obezite/diyabet/kalp-damar hastalığı sorunları düzelebilir. Dokularda bulunan şeker kapılarını, ne kadar yüksek olursa olsun insülin açamamaktadır. Sağır bir kişiye sesimizi duyurmak için nasıl ki sesimizi giderek yükseltiyorsak, insülin de şeker kapılarını açabilmek için yükseldikçe yükselmeye devam edecektir.

Hem kan şekerimizi yükselten yiyecekler hem de kanımızda dolaşan yüksek kan şekeri, vücudumuz için en tatlı zehirdir, toksiktir!

Şeker, tutku, bağımlılık ve alışkanlık yapan, lezzeti sürekli damaklarda aranan bir toksindir.[74]

Kan şekeri ve insülinin normal değeri ne olmalıdır?

Yetmiş kiloluk bir insanda ortalama olarak 5 litre kadar kan bulunur. Normal şartlarda, beş litre kanda bulunan kan şekeri yani kan glikozunun miktarı 5 gr kadardır.

12 saatlik açlık kan şekeri değeri 100 mgr/dl altında ve herhangi bir yemekten 2 saat sonra ise bu değer 140 mgr/dl altında olmalıdır.

Kan insülin değeri ise 12 saatlik açlıktan sonra 5 IU/ml altında olmalıdır.

Sağlıklı olan kişiler ya da göbekli/şişman/obez/diyabetli olan herkes bir kan şekeri ölçüm aleti edinerek, herhangi yemek ya da bir yiyecek içecekten önce

---

[74] Lustig R., *Sugar:The Bitter Truth* Series: UCSF Mini Medical School for Public (7/2009)(Health and Medicine Show ID:16717. http://www.uctv/sugar

ve sonra kendi kan şekerini ölçerek kan şekerlerinin yükselme derecesini öğrenebilirler. Tüketecekleri yiyecekleri ölçtükleri kan şekerlerinin değerlerine göre ayarlayabilirler. Bu şekilde kan şekerlerini çok yükselten sağlıksız karbonhidratları yani yüksek glisemik indeksli yiyecek ve içecekleri tüketmeyi bıraktıkları zaman, karbonhidrat metabolizmaları düzelecektir. Kan şekerinde görülen ani çıkış ve iniş dalgalanmalarının bu şekilde önü alınınca, hipoglisemi krizleri de son bulacaktır! Asıl amaç kanda aşırı dalgalanmaların önüne geçmektir.

Ortalama 70 kg ve sağlıklı olan bir kişi şu zaman dilimlerinde kanını ölçtüğünde, kan değerleri şu sınırlar içinde olmadır:

Kahvaltıdan önce	: 70-100 mg/dl
Öğle yemeğinden önce	: 109 mg/dl
Yemekten 1 saat sonra	: 160 mg/dl
Yemekten 2 saat sonra	: 120 mg/dl
Gece saat 02.00-04.00'te	: 70 mg/dl

Yukarıda ortalama olarak verilen normal kan şekeri değerleri, bir organizmada karbonhidrat metabolizmasının normal bir şekilde işlediğinin ve sağlıklı olduğunun önemli göstergesidir.

Yüksek kan şekeri toksik dediniz... Peki, bu değerlerin yüksek olması sağlığımıza ne gibi zararlar verir?

Kan şekerinin yüksek olması birkaç değişik yolla organizma ve dokularda bozukluklara neden olmaktadır. Özellikle göbekli olan/şişman/obez/diyabetli kişilerde, kan şekerinin yukarıda verilen değerlerden azıcık dahi yüksek olması, tüm dokulara zarar vermektedir!

- 12 saatlik açlık kan şekeri 100-125 mg/dl olan kişilerin, 300 kat daha fazla kalp krizi geçirme riski olduğu bildirilmiştir.[75]
- Kan insülin düzeyi 5 IU/ml'nin üstüne çıkmaya başladığı andan itibaren de hücresel düzeyde 'dismetabolik' bozukluklar başlamaktadır. Dismetabolik bozukluklar (obezite, diyabet, hiperlipidermi vb) sinsi bir şekilde gelişerek ileri yaşlarda dejeneratif hastalıklara neden olmaktadır.[76]
- Kan şekeri ve insülin hormonu yüksekliği, normal kişilerde de, diyabetli olanlarda da kanın pıhtılaşmasını artırmaktadır; aynı şekilde kan hücrelerinin birbirine yapışkanlığını artırarak damar tıkanıklıkları yapmak-

[75] Bartnik et al. Glucose metabolism abnormal in most CAD patients: *Eur Heart J* 2004;21:1180-1190.

[76] Seneff S., et.al. Nutrition and Alzheimer's disease: The detrimental role of a high carbohydrate diet. *Eu J of Int Med* 2011; 22:134-140.

tadır. Bu nedenle koroner arterlerinde tıkanıklık meydana gelmekte ve kalp krizine neden olmaktadır. Aynı şekilde, beyin damarlarında da pıhtı oluştuğu zaman, beyin damarları tıkanarak inmeye neden olmaktadır.

- Kan şekeri ve insülin yüksekliği, tüm vücutta genel bir karbonhidrat metabolizması bozukluğu olduğu için, tüm vücutta bulunan hücrelerin beslenmesi bozulmakta, bu da kılcal damarlarda (buna bilimsel olarak kapiller damarlar diyoruz) bulunan hücrelerin geçirgenliğini, yani permeabilitelerini artırarak hücreleri zayıf düşürmektedir. Zayıflamış olan hücrelerde de (özellikle endotel dediğimiz damarların iç yüzeyinde bulunan hücrelerde) doğal olarak yırtılmalar ve erken parçalanmalar daha kolay meydana gelmektedir. İşte kalp krizi ve inmenin nedeni, asıl bu hücrelerin zafiyete uğramasından dolayı ortaya çıkmaktadır.
- Uzun süre yüksek seyreden insülin hormonunun etkisi ile sürekli bir şekilde yüksek kalan kan şekeri, kan yağları olan trigliseridlere dönüşmekte ve karaciğer ve iç organlarda yağ olarak depo edilmektedir.[77, 78] Tüm organlarda biriken yağlar, trigliserid olarak depo edilmektedir.
- Yüksek kan insülini ayrıca kuvvetli bir santral sinir sistemi (SSS) uyarıcısıdır. Bu nedenle tüm damarlarda büzüşmeye de neden olmaktadır. Beyin damarlarının tıkanmasında başka bir önemli faktör de, doğal olarak bu damarların büzüşmesidir.
- Yüksek kan şekeri ve insülin hormonunun bu nedenlere bağlı olarak felç (inme) için büyük tehlike olduğu birçok bilimsel çalışma ile de bildirilmiştir.[79, 80, 81]

Yani kan şekeri ve insülin hormonunun yüksek olması, obezlerde/diyabet hastalarında tek başına felç (inme) için büyük risk mi oluyor?

Evet. Ancak obezlerin/diyabet hastalarının, yiyeceklerinde aşırı şeker ve rafine karbonhidratları (yüksek glisemik indeksli yiyecekleri ve içecekleri) azaltmasıyla ve bunların yerine daha fazla sağlıklı hayvansal yağ ve protein (düşük

[77] Hudgins LC.Effect of high-carbonhidrate feeding on triglyceride and saturated fatty acids synthesis. *Proc Soc Exp Biol Med* 2000;225:178-183.

[78] Parks E, et al. Carbohydrate-induced hypertriacylglycerolemia: Historical perspective and review of biological mechanism. *Am J Clin Nutr* 2000;71:412-423.

[79] Pyorala M, et al. Hyperinsulinemia and risk of stroke in healthy middle-aged men: the 22-year follow-up results of the Helsinky Polimen Study. *Stroke* 1998;29:1860-1866.

[80] Kamide K, et al. Insulin resistance is related to silent cerebral infarction in patients with essential hypertension. *Am J Hypertens* 1997; 10:1245-1249.

[81] Biesssels GJ. Cerebral complications of diabetes: clinical findings and pathogenic mechanisms. *Neth J Med* 1999;54:35-45.

glisemik indeksli yiyecekler ve içecekler) tüketmesiyle, kan şekeri ve insülin hormon düzeylerinde anlamlı düşüşler olduğu bildirilmiştir.[82, 83]

Yediklerimiz arasında bulunan rafine şekerlerin, meyve sularının ve şekerli içeceklerin, kan yağlarımızdan trigliseridleri aşırı bir şekilde yükselttiğini, Prof. Dr. Robert Lustig, Amerikan CBS televizyonunda Nisan 2012'de yayınlanan '60 Minutes' programında açıkça söylemiştir.[84]

ABD California Üniversitesi Tıp Fakültesi Çocuk Metabolizma ve Endokrinoloji Bölümü'nde öğretim elemanı olan Prof. Lustig, ABD'de görülen obezite/diyabet artışının büyük bir halk sağlığı sorunu olduğunu senelerden beri dile getirmektedir. Özellikle, çocuk ve gençlerde meydana gelen aşırı şişmanlık sorununun temelinde, früktoz içeren yapay şekerli içeceklerin bulunduğunu bilimsel olarak açıklamıştır. Bu amaçla, senelerden beri tüm şekerli içeceklerin kullanımının kısıtlanması için mücadele etmektedir ve Şubat 2012'de California Eyaleti'ne kanun teklifi vermiştir.

Mayıs 2012'de *New York Times* ve *New York Post*'un verdikleri haberlere göre, New York Belediye Başkanı Mr. Bloomberg, spor salonlarında, restoran ve büfelerde şekerli içeceklerin yasaklanmasını istemiştir.[85, 86] Ayrıca 2013 yılının başında da, Prof. Lustig bu konuda son derece önemli olan *Fat Chance: The Bitter Truth About Sugar* (Şeker Hakkında Acı Gerçekler) adlı kitabını yayınlamıştır.[87]

Kıssadan hisse:

- Senelerden beri yapılan birçok bilimsel çalışma ile gösterilmiştir ki; damar tıkanıklığını yapan, yediğimiz doğal hayvansal yağlar ve kolesterol değildir. Bol şeker ve fazla karbonhidratlı beslenme ile yükselen kan şekeri ve yüksek insülin hormonu sonucu gelişen karışık ve kompleks metabolik bozukluklar, kan hücrelerimizin pıhtılaşma özelliklerini artırarak damarlarda tıkanıklık oluşmasına neden olmaktadır. Dolaşımda bulunan yüksek insülin hormonu, karaciğer ve göbek yağlanması için sürekli metabolizmamızı uyarmaktadır.

---

[82] Selvin E., et al. Glycaemia (haemoglobin A 1c) and incident ischaemic stroke: the Atherosclerosis Risk in Communities (ARIC) Study. *Lancet Neurol* 2005;4:821-826.

[83] Petersosen K.F., et al. Reversal of nonalcoholic hepatic steatosis, hepatic insulin resistance, and hyperglycemia by moderate weight reduction in patients with type 2 diabetes. *Diabetes*, 2005;54:603-608.

[84] Lustig R., 60 Minutes, CBS. TV/April, 2012.

[85] Mayor Bloomberg wants to impose 16-ounce limit on sugary drinks. Last Updated: 11:50 AM, May. 31, 2012. *New York Post*

[86] http://www.nytimes.com/2012/11/16/nyregion/bloomberg-chooses-results-over-hugs-as-city-rebounds.html?pagewante

[87] Lustig R., *Fat Chance: The Bitter Truth About Sugar*. Harper Collins Publishers, 77-85 Fulham Palace Road, London W6 8JB, 2013, UK. www.4th estate.co.uk.

- Yağları depo eden insülin hormonu, aynı zamanda vücutta inflamasyon ve oksidatif stresi da başlatarak (serbest oksijen radikallerinin artması) kan şekerinin, kan kolesterolünün, trigliseridlerin yükselmesine neden olmaktadır. Kolesterol en güçlü ve doğal antioksidan olduğu için, dokuları oksidatif strese karşı korumak amacıyla vücudumuzda yüksek miktarda üretilmektedir![83]
- Obezite, diyabet, kalp ve damar hastalıkları ve felç (inme) riskini önlemek kendi elimizdedir. Yapacağımız en kolay iş, fazla meyve tüketiminden, taze sıkılmış veya fabrikasyon meyve sularının aşırı tüketiminden, şekerli içeceklerden, rafine unlardan ve hamur işlerinden, ekmekten, makarnadan ve kahvaltılık tahıllardan uzak durmak, bunların tüketimini azaltmaktır.

[88] Hyman M., *The Blood Sugar Solution: The Bestselling Programme for Preventing Diabetes, Losing Weight and Feeling Great*. Pub. Hodder & Stoughton Ltd., 338 Eustopn Road, London NW1 3BH 2012.

7.
İNSÜLİN DİRENCİNE GEÇİT VERME!

Soru:
İnsülin direnci hastalığı nasıl oluşuyor?

Cevap:
Önceki bölümlerde de, obezlerin/diyabet hastalarının kanında insülin hormonu yüksek düzeylerdedir demiştik. Diğer bir deyişle, obezlerin/diyabet hastalarının kanında insülin hormonu ne eksiktir ne de azdır, normalin çok üstünde dolaşmaktadır!

Obezler/diyabet hastaları başlangıçta farkında bile olmadan hiperinsülinemiktirler, aşırı miktarda şeker ve rafine karbonhidrat tüketme sonucu pankreaslarından fazla miktarda insülin üretmeye başlarlar. Pankreasları başından itibaren haddinden fazla çalışmaktadır, fazla mesai yapmaktadır, aşırı şekilde sürekli insülin üretmektedir, ta ki yorulup helak oluncaya kadar. Ayrıca pankreası bu kadar yoğun çalışması için kamçılayan besinler de (maalesef sağlıklı olarak bilinen ama insülin hormonu yüksek olan ya da insülin direnci zaten gelişmiş olan obezlere/diyabet hastalarına) sağlıklıdır diye ve hatta sık sık önerilmektedir.

Ancak gözden kaçan önemli bir nokta da şudur ki; temel yağları ve temel proteinleri yemediğiniz, vücudunuza sokmadığınız zaman hastalanıp ölebilirsiniz. Fakat bilimsel olarak karbonhidratlar, temel yani olmazsa olmaz besinler sınıfında değillerdir! Mutlaka dışarıdan vücuda girmesi şart olan sağlıklı besin grubu değillerdir! Aksine sağlığımıza zararlı olan yiyecek maddeleri grubunda oldukları bilimsel olarak bildirilmiştir.[89]

Tüketilmeleri sıklıkla salık verilen, defalarca belirtmiş olduğumuz bütün yüksek glisemik indeksli yiyecekler, rafine karbonhidratlar, şekerli içecekler, tatlandırıcılar ve tüm işlenmiş gıdalar, insülin direncini artırdıklarından dolayı, obezler/diyabet hastaları için son derece tehlikeli olabilir. Ayrıca birdenbire ortaya çıkan Tip-1 diyabet hastalığında, Tip-1 diyabetli hastaların birçoğunun pankreasındaki beta hücrelerinin yüzde 15 oranında çalıştığı, yani insülin hormonu

[89] Groves B., *Trick and Treat: how 'healthy eating' is making us ill.* First Pub. 2008. Hammersmith Press Limited. 14 Greville Street, London, ECIN 8SB.

üretebildikleri gösterilmiştir. California Üniversitesi'nde yapılan bir araştırmada, 60 yıl gibi uzun süreden beri Tip-1 diyabet hastası olanların birçoğunun pankreaslarının insülin üretebildiği bildirilmiştir.[90] Peki, o zaman sorun nereden kaynaklanmaktadır? Şimdi bu konuya açıklık getirmemiz gerekmektedir.

İnsülin direnci nedir, nasıl oluşuyor?

İnsülin hormonu yüksekliği ve insülin direncini anlamamız amacıyla, insülin hormonu ve şeker metabolizmasına genel olarak göz atmamız gerekmektedir.

Rafine olmuş karbonhidratları ve tatlıları yer yemez, kan şekerimiz hemen hızla yükselir. Yükselen ve tüm vücudumuz için toksik olan kan şekerini bir an önce normal ve sağlıklı düzeye indirmek amacıyla, beynimizde bulunan bir merkezden (hipotalamustan) pankreasımıza derhal bir uyarı gönderilir. Yükselmiş olan kan şekerini düşürmek için pankreasın insülin salgılaması istenir, beyinden pankreasımıza gelen önemli ve hayati olan bir emirdir bu:

"BİR AN ÖNCE İNSÜLİN HORMONUNU SALGILAMALISIN VE YÜKSEK KAN ŞEKERİNİ ORTADAN KALDIRMALISIN!" Bu şekilde bir emrin amacı nedir? Tabii ki amaç, tüm dokulara zarar veren toksik ve yüksek kan şekerini bir an önce ortadan kaldırmak ve normal düzeylere inmesini sağlamaktır.

Vücudumuza giren herhangi bir mikrobu yok etmek amacıyla bağışıklık sistemimizin devreye girip, kanımızda bulunan beyaz kan hücreleri olan lökositlerimizin sayısının yükselttiği gibi, yükselen kan şekerini düşürmek için de insülin hormonu kanımızda yükselmektedir. Bu nedenle, kan şekerimizin yükseldiği her zaman ve her an, beynimizdeki merkezden gelen bu uyarı, sürekli bir şekilde pankreasımıza yapılmaktadır (obez/diyabet hastası olsak da, olmasak da).

Beyinden gelen bu önemli uyarı sonucu pankreasın beta hücrelerinden derhal insülin salgılanır ve kanımızda yüksek olarak dolaşan kan şekerinin hücre içlerine girmesi sağlanmış olur. Kan şekeri hücre içine girip yerleşince, dolaşımda bulunan şeker miktarı düşer ve normal düzeylere iner. Böylece vücutta bulunan organlarımızı meydana getiren bütün hücreler, şekerin toksik ve harap edici etkisinden insülin hormonu sayesinde kurtulmuş olur.

Kan şekeri normale gelince (tabii ki hücrelerimiz ve de insülin hormonu ile birlikte görev yapan tüm diğer hormon ve enzimler normal olarak çalıştıkları takdirde, yani herhangi bir metabolizma bozukluğu vücudumuzda henüz gelişmemişse), şekerin ani toksik etkisinden kurtulmuş oluruz.[91]

---

[90] Meier JJ., et al. Sustained beta cell apoptosis in patients with long-standing type 1 diabetes: indirect evidence for islet regeneration? *Diabetologia* 2005;95:1290-1294.

[91] http://www.uctv/sugar

Maalesef, sık sık rafine karbonhidrat tükettiğimiz zaman ya da sık sık yemek yeme alışkanlığına devam ettiğimiz zaman, her seferinde insülin hormonu salgılanacağından, hiçbir zaman normal düzeylere inemez, kanda sürekli kalır ve giderek de yükselir. Bu fizyolojik sorunu aşağıdaki tabloda da (Şekil-4) görebiliriz.

Şekil-4:
Glisemik İndeksi Yüksek Yiyeceklerin Vücuda Etkisi

SAĞLIKSIZ KARBONHİDRATLAR, ŞEKERLER, TATLILAR
(YÜKSEK GLİSEMİK İNDEKSLİ YİYECEKLER)

↓

Kan şekerini yükseltir

↓

İnsülini yükseltir

↓

Kan şekeri ve insülin yükseldikçe:

1. SANTRAL SİNİR SİSTEMİ UYARILIR, ADRENALİN SALGILANMASI ARTAR (DAMARLAR BÜZÜŞÜR): Yani çarpıntı olur, tansiyon yükselir, kalp krizi, felç, böbrek hastalıkları, göz hastalıkları oluşur.
2. KONTROL EDİLEMEYEN HÜCRE BÜYÜMESİ BAŞLAR: Yani tıpta hiperplazi, hipertrofi dediğimiz olay oluşur. Kanserin başlama nedenidir, kanser hücrelerinde artış olur.
3. ANDROJEN (ERKEKLİK) HORMONLARININ SALGILANMASI ARTAR: Polikistik over sendromu, erken menarj ve erken ergenlik, miyopi, erkeklerde saç dökülmesi (alnın giderek açılması) gibi belirtiler ortaya çıkar.
4. KANIN PIHTILAŞMASI ARTAR: Trombositlerin yapışkanlığı, kümeleşmeleri artar, her türlü damar tıkanıkları artar.
5. İÇ ORGANLARDA YAĞLANMA ARTAR (KİLO ARTAR): Karaciğer yağlanır, göbek yağlanır, memeler yağlanır, ense ve boyun yağlanır, kalp yağlanır, mide ve bağırsaklar yağlanır.
6. YAĞ HÜCRELERİ 20 ADET HORMON ÜRETİR: İleri yaşlarda ortaya çıkan hastalıkların nedeni bu hormonlardır.

Not: Yağ kitlesinden bir kilo azalınca yani bir kilo zayıflayınca dahi, yukarıda belirtilen hastalık riskleri yüzde 10 oranında azalmaktadır.

Yağ dokusu, nasıl oluyor da hormon üretiyor?

Yağ dokusu endokrin bir organdır ve 20 adet hormon üretmektedir. İşte son yüzyılda hızla artan dejeneratif hastalıkların nedeni de bu hormonlardır. Oluşan hastalıklar ve kan değerlerine etkisi aşağıdaki şekilde yer almaktadır.[92, 93, 94]

Şekil-5:
Yağ Dokusunda Oluşan Hormonların Sebep Olduğu Hastalıklar

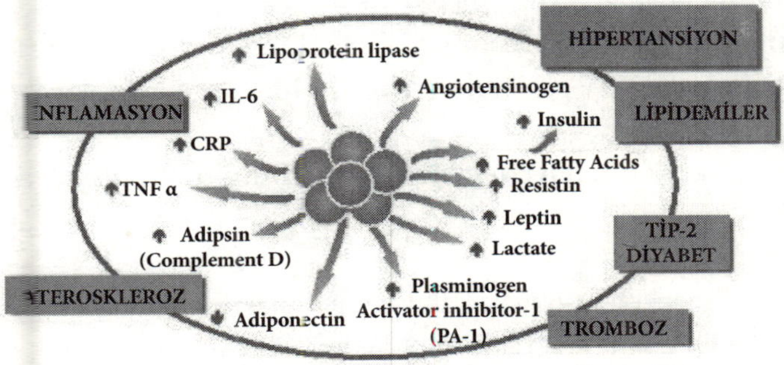

CRP = C-reactive protein; IL-6 = interleukin-6; TNF α = tumor necrosis factor-alpha

1. İNFLAMASYON (kronik mikropsuz inflamasyon nedeni olan sitokainlerin yapımı artar): **↑ IL-6, ↑CRP, ↑TNF α, ↑Adipsin**
2. ATEROSKLEROZ: **Adiponektin ↓**
3. TROMBOZ (kanın pıhtılaşması ile damarların tıkanması): **Plasminogen aktivatör inhibitör-1 (PA-1) ↑**
4. TİP-2 DİYABET: **Laktat ↑ leptin ↑, İnsülin ↑, Serbest yağ asitleri ↑**
5. LİPİDEMİLER OLUŞUR (kan yağlarının bozulması): **Serbest yağ asitleri ↑ Trigliseridler ↑, Lipoprotein lipaz ↑**
6. HİPERTANSİYON: **Angiotansinojen ↑**

Kan şekeri hücrelere nasıl giriyor?

Vücudumuzda bulunan tüm hücrelerde kan şekerinin içeri girebilmesi için çok sayıda kapı vardır. Şeker kapılarında bu görevi yürütebilmek amacıyla bir-

---

[92] Reprinted in adapted form from Trahurn P., Wood I.S., *Br J Nutr*, 2004;92:347-355, with permission of Cambridge University Press.

[93] Eckel R.H., et al. *Lancet*, 2005;365:1415-1428.

[94] Lycon C.J., et al. *Endocrinology*, 2003;144:2195-2200.

çok anahtar deliği ve bu anahtar deliklerine girerek kapıları açacak anahtar bulunmaktadır. Bilimsel olarak biz bu kapılara RESEPTÖR diyoruz.

İŞTE TÜM HÜCRELERDE BULUNAN ŞEKER KAPILARINI AÇAN KAPI ANAHTARI DA İNSÜLİN HORMONUDUR. İNSÜLİNDEN BAŞKA HİÇBİR HORMON, ŞEKER KAPILARINI AÇMAYA MUKTEDİR DEĞİLDİR!

Hücrelerde bulunan şeker kapılarındaki anahtar deliklerine insülin anahtar olarak girer ve kapıların açılmasını sağlayarak, yükselmiş olan toksik kan şekerinin hücrelerin içine girmesini sağlar ve sonuçta kan şekerinin düşmesine neden olur. Kapıların açılmasıyla hücre içlerine buyur edilen kan şekeri sonucu, yüksek kan şekeri de normal düzeylere iner ve bu şekilde şekerin toksik etkisi bir nebze önlenmiş olur. İnsan doğasının kan şekerinin toksisitesini düzeltmesi, ortadan kaldırmaya çalışması son derece önemlidir!

Peki, kapılar açılarak hücrelerin içine buyur edilmiş olan şekerlerin akıbeti ne oluyor?

Bu bağlamda bilimsel olarak birkaç akıbetten bahsetmek mümkün:

- Kan şekerinin ilk etapta hücrelerin ihtiyacına göre enerji olarak kullanıldığını biliyoruz.
- Enerjiye ihtiyacı olmayan hücrelerin içinde ise bir tür nişastaya dönüştürülerek, ileride kullanılmak üzere saklanır. Yani depo edilir. Hücre içinde nişastaya benzer bir şekilde depo edilen şekere bilimsel olarak GLİKOJEN diyoruz. Glikojene dönüştürülerek depo edilen şeker artık toksik değildir.
- Depo edilen ve zararlı olmayan bir şeker türü olan glikojen, önce bacak adalelerinde, daha sonra da karaciğerde depo edilir. Gerek karaciğer, gerekse adalelerde depo edilen glikojenin miktarı oldukça azdır. Yani aşırı bir şekilde glikojen depo edilecek yer ve hacim, ne karaciğerde ne de adalelerde bulunmaktadır.
- Aşırı miktarda dolaşımda bulunan ve kullanılmayan fazla şeker, yani yakıt olarak kullanılmamış olan ve glikojen depoları tıka basa dolu olduğu için depo edilemeyen yüksek kan şekeri bu sefer İNSÜLİN HORMONU sayesinde KAN YAĞLARINA dönüştürülür ve yağ olarak depolanması sağlanır. Amaç gene kan şekerini normal düzeylere indirmektir! Şekerin toksik etkisinden dokularımızı ve hücrelerimizi korumaktır. İnsülin hormonunun en önemli görevlerinden biri de işte budur. İnsülin hormonu yağları depo eden, vücudumuzda yağ depolarını artıran, kilo almamıza, obeziteye ve iç organlarımızın yağlanmasına, özellikle karaciğer ve pankreas yağlanmasına neden olan tek sorumlu hormondur! İnsülinden başka hiçbir hormon bu görevi yürütemez.

Düşük glisemik indeksli gıdalar insülin direncini nasıl kırıyor?

Düşük glisemik indeksli karbonhidratlar denilen 'sağlıklı karbonhidratlar' ve sıfır glisemik indeksli protein ve yağlar uzun süre tokluk hissi sağlayan yiyeceklerdir.[95] Kan şekeri değerlerinin sürekli dalgalanmasını önleyen son derece sağlıklı besinlerdir.

Bu tür gıdalarla beslenen kişilerde, en güçlü hislerden biri olan 'çabuk acıkma hissi' oluşmaz. Sonuç olarak, sık sık yemek yeme dürtüsü ortadan kalkar. Reaktif hipoglisemi atakları önlenmiş olur. Sık sık insülin hormonu salgılanmadığı için de doğal olarak insülin ve leptin direnci gelişemez. Gelişmiş olan da yavaş yavaş gerileyerek düzelir.

Göbek ve karında depo olmuş yağlar da yavaş yavaş yakılmaya başlar.

Yiyeceklerin sağladıkları enerji yoğunluğu, az ya da çok yağlı olup olmalarından daha önemlidir! O nedenle yağlı mı, yağsız mı sorgulaması yerine, yiyeceklerin sağladığı yoğun enerjiyi sorgulamak her zaman daha sağlıklıdır![96]

İnsülin ve leptin direnci, birçok tehlikeli hastalığa neden olduğu için tıp dilinde 'gizli katil' olarak da adlandırılmaktadır.

Az miktarda düşük glisemik indeksli karbonhidratlar ve sıfır glisemik indeksli protein ve yağlarla beslenme sonucu insülin ve leptin direnci kırılır ve aşırı kilolar verilir. Diğer bir deyişle, vücutta depo edilmiş olan yağlar, enerji kaynağı olarak kullanılmaya başlar. Bundan dolayı, hiperinsülinemik hastalıklar (kalp ve damar hastalıkları, felç, erken bunama, Alzheimer, kronik artritler, fibromiyalji, birçok kanser türü, polikistik over hastalığı, fibrokistik meme hastalıkları) riskinin azaldığı ve önlenebildiği birçok bilimsel çalışmada gösterilmiştir.[97, 98, 99]

Sağlığımızı geri kazanmak ve sağlıklı bir şekilde yaşamak için, her gün önümüze gelen bazı yiyeceklerin glisemik indeks değerlerini bilerek, bilinçli bir şekilde tüketmemiz faydalı olacaktır.[100]

---

[95] Frost G., et al., The relevance of the glycaemic index to our understanding of dietary carbohydrates. *Diabetic Medicine,* 2000;17:336-45.

[96] Miller J.B., et al. The New Glucose Revolution. The Glycemic Index-the Dietary Solution for Lifelong Health. Marlowe&Company Publish. NewYork, USA 2003.

[97] Brand-Miller J.C., et al., Glycemic index and obesity. *Am J Clin Nutr,* 2002;76:281S-285S.

[98] Ludwig D.S., et al., High glycemic index foods, over eating, and obesity. *Pediatrics,* 1999; 103(3).

[99] Ludwig D.S., et al., Dietary glycemic index and obesity. *J Nutr,* 2000;130:280S-83S.

[100] Miller J.B.,et al. The New Glucose Revolution. Shopper's guide to GI Values. Da Capo Press Publih. MA 02142, USA 2009.

8.
DÜŞÜK GLİSEMİK İNDEKSLİ YİYECEKLERİ TERCİH ET!

Soru:

Bağımlılık derecesinde alıştığımız ekmek, börek, kek, pirinç pilavı, patates, meyve ve meyve suyu yemeyince karnımız nasıl doyacak?

Cevap:

Hiç merak etmeyin doyarız, hem de çok güzel, sağlıklı doyarız!

Öncelikle neden bağımlı olduğumuzu anlayıp bilinçli hareket etmemiz gerekir! Dilimizde 4 adet tat alma duyusu vardır; tatlı, acı, ekşi, tuzlu olmak üzere... Ekmeğin içindeki şekeri düşünürsek, şeker ağza alındığı zaman diğer 3 duyunun üzerini kaplıyor ve o duyuları dumura uğratıyor! Bütün dünyadaki yiyecek endüstrisi de bu tat alma duyusunun bağımlılık yaptığını biliyor. Tatlı ve tuzlu türündeki hazır yiyeceklerin büyük çoğunluğunun içine bu nedenle mısır şurubu dediğimiz, mısır nişastasından elde edilen, son derece ucuz bir şeker olan früktoz katılıyor. Ekmek, pasta gibi tatlı veya tuzlu ürünlerde bu yüzden früktoz bulunabiliyor. Onun için insanlar kilo problemlerini halletmeye çalışırken, alıştığı gıdaları bırakmakta özellikle de ekmek ve tatlı grubunda son derece zorlanıyorlar. Aynı eroin gibi beyin 'ekmeksiz yapamam' diyor. Bundan vazgeçmek hiç kolay olmuyor.

ANCAK NEYİ YEMEYECEĞİMİZİ DEĞİL DE, NELERİ YİYECEĞİMİZİ DÜŞÜNÜR, PLANLAR VE ALIŞVERİŞİMİZİ ONA GÖRE YAPARSAK, BAĞIMLIKTAN KURTULMAMIZ OLDUKÇA KOLAYLAŞIR.

Yüksek glisemik indeksli gıdalarla yani boş toksik karbonhidratlarla (rafine karbonhidratlarla) ve fabrikalarda hazırlanmış hazır gıdalarla alışveriş sepetimizi doldurmadığımız zaman, inanın hayatımız son derece kolaylaşıyor. Düşüncemizi bu şekilde yönlendirmemiz hem kolay hem de sağlıklıdır.

Yiyeceklerimizi seçerken, hazırlarken veya öğünlerimizi planlarken, doğallığına, glisemik indeks değerlerine ve hazırlanış biçimlerine göre tercihimizi yaparsak, yediklerimizin miktarında kalorilerine göre kısıtlama olmaz. Kalori hesabı yaparak aklımızı meşgul etmeyiz. Gün boyu açlık korkusuyla yaşamayız.

Hızlı hazmedilen ve kan şekerini birdenbire yükselten, yüksek glisemik indeksli yiyeceklerin yani sağlıksız karbonhidrat grubundaki yiyeceklerin (ekmek, börek, kek, beyaz pirinç pilavı, patates, fazla meyve, taze veya endüstriyel meyve suyu, asitli ve şekerli içecekler, alkol vb) aşırı bir şekilde, durmadan tüketilmeleri bütün dünyada ciddi bir halk sağlığı sorunu haline gelmiştir.[101] Bu nedenle, özellikle obezlerin, diyabetlilerin, kalp hastalarının ve şişman olanların bu tür karbonhidratlı yiyecekleri hiç tüketmemeleri gerekmektedir.[102]

Hayatımızdan hızlı bir şekilde hazmedilen karbonhidratları çıkardığımız zaman (anne ve babalarımızda öyle olsa bile), obez olmayız, diyabet hastalığına yakalanmayız veya obezsek/diyabetliysek gerileterek düzeltebiliriz; kullandığımız insülin hormonu miktarını ve diğer şeker ilaçlarını azaltmak mümkün olur.

OBEZİTE/DİYABET/KALP HASTALIKLARI GENETİK DEĞİLDİR, İÇ VE DIŞ ETKENLERLE VE YANLIŞ BESLENME SONUCU, ÖZELLİKLE YANLIŞ YAŞAM BİÇİMİ İLE ARTIK HER YAŞTA ORTAYA ÇIKAN, GENEL HORMONAL VE METABOLİZMA BOZUKLUKLARININ KLİNİK OLARAK YANSIMALARIDIR.[103, 104]

Obezite ve diyabetin genetik olduğunu göstermek amacıyla yürütülen birçok çalışmada, genetik olmadığı ortaya çıkmış ve sonuçlar bilimadamlarını hayal kırıklığına uğratmıştır.[105]

Yaşımız ilerledikçe vücudumuzda işleyen bütün metabolizmalarda doğal olarak azalma, yavaşlama olmaktadır. Aynı zamanda şeker metabolizmasında da yavaşlama meydana gelmektedir. Diğer bir deyişle insanlar yaşlandıkça karbonhidratlara karşı entolaransları giderek azalmaktadır. İleri yaşlarda hücrelerde ve tüm organizmada karbonhidratları kullanabilme kabiliyeti azalmaktadır. Maalesef, günümüzde bebeklerde, çocuk ve gençlerde de benzer sağlık sorunları oldukça erken yaşlarda çıkmaya başlamıştır.

Bu nedenle, obezite/diyabet/kalp hastalığı sorunları erken ve ileri yaşlarda daha fazla görülmekte ve ortaya çıkmaktadır.

---

101 Lustig R., et al. Public health: The toxic truth about sugar. *Nature,* 2012, 482: 27-29.

102 Walter C. W., et al. *Eat Drink and Be Healthy.* The Harvard Medical School Guide to Healthy Eating, Pg.104. Free Press. A Division of Simon & Schuster, Inc. 1230 Avenuue of Americas, New York, NY 10020.

103 Deng Y., et al. Adipokines as novel biomarkers and regulators of metabolic syndrome. Ann NY Acad Sci.2010 Nov.;1212(1):E1-E19.

104 Zitzmann M., Testeterone deficiency, insulin resistance and metabolic sendrome. *Nat Rev Endocrinol,* 2009 Dec. 5(12):673-81.

105 Gerstein H.C., et al. Efffects of intensive glucose lowering in type 2 diabetes. *N eng J Med,* 2008 Jun. 12;358(24):2545-59.

Obezite/diyabet/kalp hastalıklarını ancak, yüksek glisemik indeksli olan, hızlı emilen, hızlı hazmedilen karbonhidratlardan uzak durmakla ve yaşımız ilerledikçe ona paralel olarak fiziksel aktiviteyi artırmakla önleyebiliriz.[106, 107] Şişmanlamaya/obeziteye/diyabete/kalp hastalıklarına sebep olan en önemli etken, rafine karbonhidratlar, piyasaya sürülen şekerli sular ve sulu karbonhidratlardır.[108]

Ne yağların, ne de proteinlerin kilo aldırmadığı, bilakis kiloları verdirdiği de 1920'li yıllarda dahi bilimadamları tarafından gösterilmiştir ve artık kabul edilmektedir.[109, 110, 111]

Glisemik indeks nedir?

Karatay Mutfağı kitabında uygulamalı olarak anlattığımız glisemik indeks (Gİ), özetle herhangi bir yiyeceğin içinde bulunan karbonhidrat miktarına göre hesaplanır. Karbonhidrat içeren bir yiyeceğin hazmedilip kana geçtiğinde, kan şekerini yükseltme hızını gösterir.

Örneğin, 50 gr toz şekerin glisemik indeksi, hızlı bir şekilde kan şekerini yükselttiği için çok yüksektir ve 100 olarak kabul edilir. Diğer karbonhidrat içeren yiyeceklerin glisemik indeksleri ise 100 üzerinden 100'e oranla hesaplanır.

Karbonhidrat içeren yiyecekler düşük, orta ve yüksek glisemik indeksli olarak üç gruba ayrılır:

- Düşük Gİ: 0-50
- Orta Gİ: 50-70
- Yüksek Gİ: 70-100

Rafine edilmiş, öğütülmüş tahılların ve işlenmiş hazır yiyeceklerin glisemik indeksleri de şeker gibi çok yüksektir ve 100 olarak hesaplanmıştır.

---

[106] Manson J.E.,et al., Primary prevention of non-insulin dependent diabetes mellitus. *Am J Pev Med,* 1994;10:172-184.

[107] Hodge A.M. , et al. Dramatic increase in the prevalence of obesity in Western Samoa over the 13 year period 1978-1991. *Int j Obes Relat Metab Disord,* 1994;18:419-128.

[108] Christian B.A., et al., *Life Without Bread : How a LoCarbonhydrate Diet Can Save Your Life,* pgs 46-48. Mc Graw Hill. 2000 New York, USA.

[109] Barry G., *Trick and Treat: how 'healthy eating' is making us ill,* pg:276. Hammersmith Press Limited, 14 Greville Street, London, ECIN 8 SB. www.hammrsmithpress.co.uk

[110] Banting F.G., et al. Pancreatic extracts in the treatment of diabetes mellitus: preliminary report. Can Med Assoc J 1922 March;12(3)141-146.

[111] Davis W., *Wheat Belly.* Lose the Wheat, Lose the Weight, and Find Your Path to Health, pgs:105-107. Rodale Books. 2011, 733 Third Avenue, New York NY 10017.

Düşük glisemik indeksli gıdaların yararları nelerdir?

Düşük glisemik indeksli karbonhidratların ve sıfır glisemik indeksli protein ve yağların tüketilmesinin faydalarını şöyle özetleyebiliriz:

- Kan şekerini ve insülin hormonunu yükseltmez!
- Tokluk hissimiz uzun sürer, acıkmayız ve canımız sık sık bir şeyler yemek istemez. Kan şekerimizde ani iniş çıkışlar olmadığından, şeker ve tatlı arzu etmeyiz.
- Reaktif hipoglisemi sonucu ortaya çıkan, açlık, halsizlik, yorgunluk ve sinirlilik halleri oluşmaz. Yemek yedikten 1-2 saat sonra gelişen hipoglisemi nöbetleri önlenmiş olur.
- Hiçbir şekilde isteksiz, sinirli, sıkıntılı ve umutsuz olmayız. Kendimizi bütün gün dinç ve enerjik hissederiz, halsizlik ve bitkinlik olmaz.
- Kilolarımızı rahatlıkla verir, tekrar geri almayız ve verdiğimiz kiloda kalırız.
- Kaslarımız erimez. Su kaybımız olmaz. Metabolizmamızda yavaşlama olmaz, bilakis hızlanır. Fizik aktivitemize yorulmadan devam edebiliriz.
- Kan yağlarımız normalleşir; HDL yükselir, depo yağı şekli olan trigliseridler düşer.[112, 113]
- Diyabet hastalığı gelişmez. Diyabet hastalarında da şeker kontrolü daha kolay olur, hatta düzelir.[114, 115]
- Düşük glisemik indeksli bütün karbonhidratlar (sağlıklı karbonhidratlar) uzun süre tokluk hissi verirler.[116] Bu süre içinde leptin hormonu salgılanacağından, ihtiyacımız olan enerji, depolanmış yağlarımızdan sağlanmış olur. Dolayısıyla kendi depo yağlarımızın ara öğün olarak kullanılmasına fırsat vermiş oluruz. Bu nedenle sağlıklı bir şekilde kilo vermek mümkün olur ve verilen kilolar birkaç ay sonra geri alınmaz!
- Düşük glisemik indeksli bütün karbonhidratların ve glisemik indeksi sıfır olan protein ve yağların tüketilmesi ile 3-4 saat tokluk hissi oluşmaktadır.
- Bir yiyeceğin normal hazmedilme süresi ise kişilere göre değişkenlik göstermekle birlikte, 3-4 saat kadar olmaktadır. Karaciğer, pankreas, mide ve bağırsaklar bu süre içinde görevlerini tamamlayabilmekte ve ancak sık

---

112 Ford ES, et al., Glycemic index and serm high-density lipoprotein cholesterol concenteration among US adults. *Arch Inter Med*, 2009;161:572-6.

113 Frodt,G., et al., Glycaemic index as a determinant of serum HDL-cholesterol concentration. *Lancet*, 1999;353:1045-48.

114 Giacco R., et al., Long-term dietary treatment with increased amounts of fibre-rich low glycemic index natural foods improves blood glucose control and reduces the number of hypoglycemic events in type 1 diabetic patients. *Diabetes Care*, 2000;23:1461-66.

115 Wille HW., et al., Glycemic index, glycemic load and risk of type 2 diabetes. *Am J Clin Nutr*, 2002;76:274S-280S.

116 Jenkins DJ.A., et al., Glycemic index: overview of implications in health and disease. *Am J Clin Nutr*, 2002;76:266S-273S.

sık bir şeyler yemediğimiz takdirde, dinlenme ve toparlanma imkânı bulabilmektedirler. Hayati fonksiyonları olan bu organlarımıza dinlenme ve kendilerini toparlamaları için imkân sağlamamız, kilo vermemiz açısından son derece önemlidir.

- Tip-1 ve Tip-2 diyabet hastaları, düşük glisemik indeksli yiyeceklerle beslenip, sık sık hamur işi veya meyve yemedikleri zaman kan şekeri kontrolleri daha kolay ve sağlıklı şekilde sağlanmaktadır.[117, 118]

Bu şekilde beslenen diyabet hastalarının aşırı kilo almaları önlenmekte ve insülin ihtiyaçları giderek azalmaktadır. Aynı zamanda diyabet hastalarında görülen çeşitli komplikasyonların birçoğu önlenebilmekte ve azalmaktadır.[119]

Düşük glisemik indeksli gıdalar nelerdir? [120, 121]

Proteinler

Karbonhidrat içermediklerinden ya da ölçülemeyecek kadar az içerdiklerinden dolayı proteinlerin glisemik indeksleri 100 üzerinden sıfırdır. Bu nedenle korkmadan kalori hesabı yapmaksızın tüketilebilirler.

Bu gruptaki yiyecekler ve glisemik indeks değerleri şöyledir:

→ Etler (kırmızı ve beyaz) = 0
→ Balıklar = 0
→ Yumurta = 0
→ Peynir = 0
→ Yoğurt = 0
→ Süt = 0
→ Ayran = 0

---

[117] Irene S., et al., Lower Carbohydrate/Hihger Monounsaturated Diet Appropriate in Type 1 Diabetes. *Diabetes Care*, 2009 Sept;32:1597-1599.

[118] Bayken A.E., et al., Glycemic index in the diet of European outpatients with type 1 diabetes: relation to glycated hemoglobin and serum lipids. *Am J Clin Nutr*, 2001;73:574-81.

[119] Brynes A.E., et al., A randomised four-intervention crossover study investigating the effect of carbohydrates on daytime profiles of insulin, glucose, non-esterified fatty acids and triacylglcerols in middle aged men. *Br J Nutr*, 2003 Feb;89(2):207-18.

[120] Miller J.B., Wolever M.S., *The New Glucose Revolution: The Authoritative Guide to The Glycemic İndex-the Dietary Solution for Lifelong Health,* Published by Morlowe&Company, 245 West 17th street, New York, NY 10011 USA, 2003.

[121] Miller J.B., Powell K.F., et al, *The New Glucose Revolution: for Diabetes. The Definitive Guide to Managing Diabetes and Prediabetes Using The Glycemic İndex,* Published by Da Capo Press, 11 Cambridge Center, Cambridge, MA 02142, USA, 2009.

Sebzeler

Çiğ olarak tüketildikleri zaman çok az miktarda karbonhidrat içerdiklerinden dolayı glisemik değerleri çok düşüktür. Ancak pişirildiklerinde bu değerler biraz yükselir. Örneğin havucun çiğ iken glisemik indeks değeri düşük (100 üzerinden 40) olduğu halde, pişirildiği zaman glisemik indeksi 100 üzerinden 60-70'lere kadar çıkmaktadır.

Bu örnekten anlaşılacağı üzere sebzeler çiğ olarak tüketildiklerinde daha sağlıklıdırlar. Kan şekerini, kan insülin ve leptin düzeylerini yükseltmediklerinden, karaciğer, pankreas ve vücut yağlanmasını artırmazlar, bilakis azalmasına neden olurlar. Her meyve ve sebzenin glisemik indeks değeri farklıdır. Meyvelerin glisemik değerleri içerdikleri lif ya da posa miktarına göre değişiklik gösterir.

Ancak meyve şekeri olan früktoz, glisemik indeksi düşük olduğu halde insülin direncini artıran ve karaciğer için diğer şekerlerden yedi kat daha fazla zararlı olan ve bu nedenle karaciğeri alkol gibi yağlandıran tehlikeli bir şekerdir. Früktoz, insülin salgılanması için karaciğeri uyararak, pankreastan insülin salgılanmasını da başlatmaktadır.

Ülkemizde bulunan ve sık olarak tükettiğimiz bazı sebzelerin (çiğ olarak) 100 üzerinden glisemik indeks değerleri şöyledir:

→ Lahana (her türlüsü), karnabahar, brokoli = 0

→ Enginar, kereviz = 0 (karaciğer için sağlıklı olarak bilinmelerinin nedeni de sıfır düzeyde karbonhidrat içermeleridir!)

→ Patlıcan, kabak, biber (yeşil, kırmızı) = 0

→ Salatalık, domates, marul, kuru soğan = 0

→ Taze yeşil fasulye = 48

→ Turp (her türlüsü) = 15

→ Yerelması = 15

→ Çiğ havuç = 40, (haşlanınca = 70)

→ Patates = 100

Baklagiller

Sık tükettiğimiz baklagillerin (pişmiş) 100 üzerinden glisemik indeks değerleri şöyledir:

→ Yerfıstığı (baklagiller ailesine aittir, fıstık değildir!) = 0

→ Kuru fasulye ve barbunya = 30

→ Yeşil mercimek = 30

→ Kırmızı mercimek= 26

→ Nohut = 42 (pişince nişastası artar)

→ Kuru bakla = 79

Kuruyemişler

Sık tükettiğimiz kuruyemişlerin 100 üzerinden glisemik indeks değerleri şöyledir:

→ Badem = 0-15

→ Ceviz = 0-15

→ Kavrulmamış fındık = 0-15

→ Kavrulmamış yerfıstığı = 0-15

→ Antepfıstığı = 0-15

→ Fındık ve çekirdekli siyah kuru üzüm karışımı = 20

→ Kuru kayısı (gün kurusu) = 30

→ Kuru mürdüm eriği = 29

Meyveler

Düşük glisemik indeksli bazı taze meyvelerin 100 üzerinden glisemik indeks değerleri şöyledir:

→ Limon = 0 (çok az miktarda kullanıldığı için Gİ değeri ölçülmemiştir, içerdiği karbonhidrat miktarı düşüktür)

→ Kiraz, vişne = 22

→ Erik (her türlüsü) = 24

→ Greyfurt = 25

→ Şeftali = 28

→ Elma, armut = 40

→ Çilek, böğürtlen, karadut = 40

→ Portakal = 45

→ Taze üzüm = 53

Tahıllar

Her ülkenin tahılları yetiştiği iklim ve toprağın kalitesine göre değişiklik göstermektedir. Ayrıca tahılların tümünü pişirerek yediğimiz için glisemik indeks değerleri yükselmektedir. Aşağıda verilen değerler birkaç çalışmadan alınmış olan ortalama değerlerdir. Bu değerlerin hiçbiri mutlak değil, ortalama rakamlardır. Ülkeden ülkeye değişiklikler göstermesi doğaldır.

Glisemik indeks değerlerinin her ülkede değişik olduğunu açıklamak amacıyla şu örneği vermek istiyorum:

- Kahvaltılık gevrek (Special K), Avustralya'da = 54
- Kahvaltılık gevrek (Special K), ABD'de = 70
- Kahvaltılık gevrek (Special K), Fransa'da = 80
- Müsli, Kanada'da = 70

Bazı tahılların 100 üzerinden glisemik indeks değerleri şöyledir:

→ Beyaz ekmek = 85-100

→ İnce beyaz pide = 60-70

→ Glütensiz beyaz ekmek = 80-100

→ Glütensiz çoklu tahıl ekmeği = 80

→ Glütensiz mısır makarnası = 80

→ Beyaz pirinç = 86-100

→ Pirinç makarnası = 80-90

→ Simit = 70-100

→ Hamburger ekmeği = 60-100

→ Tam tahıl ekmeği = 60-70

→ Tam tahıl gevreği = 70-80

→ Çavdar ekmeği = 70

→ Arpa ekmeği = 60-70

→ Yulaf lapası = 60

→ Yulaf ezmesi = 60-70

→ Mısır (haşlanmış) = 70

→ Patlamış mısır = 80

→ Kahvaltılık mısır gevreği = 70-100

→ Akdarı unu = 70-80

→ Durum buğdayı unu = 70

→ Karabuğday unu = 60

→ Dövme buğday (bütün olarak haşlanmış) = 41-48

→ Bulgur (haşlanmış) = 48-50

İyi anla:

Burada altı çizilmesi gereken önemli nokta glisemik indeksi son derece yüksek olan (85-100) beyaz ekmeğin son derece hareketsiz olan, egzersiz yapmayan Türk halkı tarafından yoğun olarak tüketilmesidir. Her gün 7-8 dilim ekmek yemek, yani yüksek glisemik indeksli karbonhidrat tüketmek, sağlığa ciddi zararlar verir. Düşük glisemik indeksli karbonhidrat tüketiminin dejeneratif (kronik) hastalıkların riskini azalttığı birçok bilimsel çalışma ile gösterilmiştir.[122, 123, 124, 125]

---

122 Mann, G.V.(ed). *Coronary Heart Disease: The Dietary Sense and Nonsense*. London, England: Janus Publishing Company 1993.

123 Mann, G.V. Diet Heart, End of an Era. *NEJM* 297 (1977):644.

124 Multiple Risk Factor Interventional Trial Research Group. Multiple Risk Factor Interventional Trial: Risk factor changes and mortality results. *JAMA* 248 (1982):1465-77.

125 Miller J.B., et al. *The Low GI Diet*. Lose Weight with Smart Carbs. Hodder Headline Publish. Australia and New Zealand 2004.

Ancak düşük glisemik indeksli yiyecekleri de büyük porsiyonlar olarak tüketirsek, 'yüksek glisemik yük' denilen yüksek glisemik değerler ortaya çıkar. Aşırı ve bol kepçe tükettiğimiz yiyecekler ne kadar düşük glisemik indeksli olurlarsa olsunlar fazla insülin hormonu salgılatırlar. Bu sebeple tüketeceğimiz gıdaların hiçbir zaman çok büyük porsiyonlarda olmamasına dikkat etmemiz gerekir. Doyunca yemeği bırakmamız yeterlidir!

Karatay Diyeti'nin bir günlük (düşük glisemik indeksli) mönüsünde neler yer alıyor?

KAHVALTI: 07.00-09.00 ARASI (HER SABAH)

• Az pişmiş 2 adet yumurta

Haşlanarak lop, rafadan veya tavada düşük ısıda saf tereyağında fazla katı olmadan pişirilebilir. Menemen ya da pastırmalı yumurta yapılabilir.

• Bir avuç içiniz kadar az tuzlu peynir

Az yağlı, light ya da krem peynir olmayacak! Bunun yanında herhangi bir ekmek, poğaça, simit vb yenmeyecek!

• Bir ince belli çay bardağı ceviz içi veya fındık, fıstık, badem, yerfıstığı[126]

Kuruyemişler kavrulmamış yani çiğ olacak! Ekmek yerine yenebilir.

• Az tuzlu 8-10 adet zeytin

Üzerine zeytinyağı, limon, kekik ve pul biber eklenebilir.

• Domates, biber, salatalık, turp, maydanoz, nane, roka vb

Doğal ve mevsiminde olmak şartı ile arzu edildiği kadar yenebilir.

• Limonlu çay veya süt içilebilir

Şekersiz ve tatlandırıcısız olarak!

Kahvaltı, 24 saatlik bir gün içinde en önemli olan öğündür. Kuvvetli, bol sağlıklı protein, sağlıklı karbonhidrat ve sağlıklı yağ (tereyağı) içeren bir kahvaltının, metabolizmayı 12 saat süre ile yüzde 30 kadar artırdığı gösterilmiştir. Bu şekilde bir kahvaltının hızlandırdığı metabolizma sonucu, harcanan kalori miktarı 4-5 kilometrelik bir koşuda harcanan kalori-enerji miktarına eşdeğerdir.[127]

Bu nedenle iki adet az pişirilmiş (kayısı kıvamında) yumurta, bir avuç içi kadar (bir kibrit kutusu kadar değil) beyaz peynir veya çökelek sabah yenecek en önemli besin kaynaklarıdır. Yumurta ve protein tüketmenin dejeneratif hastalıklar için, özellikle obezite/diyabet/kalp ve damar hastalıkları için risk

[126] Hu,F., et al., Frequent nut consumption and risk of coronary coronary heart disease in women: Prospective cohort study. *Boston Medical Journal*. 317 (1998):1341-45.

[127] Richards B.J., Richards M.G. *Mastering Leptin*., pg.142.Wellness Resources Books publisher 2nd ed., USA 2005.

faktörü olmadığı Harvard Tıp Fakültesi Beslenme Bölümü'nün senelerce yürüttüğü geniş kapsamlı çalışmalarla gösterilmiştir.[128, 129]

Yumurtalar özellikle kayısı kıvamında olmalı ya da tereyağında düşük ısıda katılaştırılmadan hafifçe pişirilmelidir. Çünkü yumurta uzun süre haşlandığı zaman sarısının etrafında gri-yeşil bir renk oluşmakta ve ağzımıza aldığımızda dağılıp unufak olmaktadır. Bu durumdaki yumurtalar artık yumurta değildir ve hepimizin de bildiği gibi tadı tamamen değişmiştir. Aşırı pişirilme ve haşlanma sonucu, doğallığını kaybetmiş olan yumurta sarısı içinde bol miktarda trans yağ meydana gelmiştir. İşte, asıl sağlığa zararlı olan doğal yumurtanın kendisi değil de, kötü pişirilme sonucu ortaya çıkan trans yağlardır. Yani yumurta pişirilirken yüksek ısıda yandığı ya da kızartıldığı zaman doğallığını kaybettiğinden ve bol miktarda trans yağ meydana geldiğinden sağlığa zararlı ve tehlikeli bir hale gelir.

Yumurta yemekten bıkanlar ya da yumurta alerjisi gelişmiş olanlar için, sabah kahvaltısında kuzey ülkelerinde olduğu gibi soğuk balık yemelerini öneriyorum.

Ayrıca Anadolu'da yaygın bir şekilde yıllardan beri uygulandığı gibi domates suyunda haşlanmış kuru fasulye de yenebilir. Unutmayalım kuru fasulye, en sağlıklı protein, karbonhidrat, mineral, vitamin ve enerji kaynaklarındandır. Başka bir alternatif olarak bir adet mevsim meyvesi, bir ince belli çay bardağı dolusu ceviz ve 10-15 adet zeytin olabilir. Sabah alınan yüksek enerjili gıdalar, gün boyu kendimizi dinç hissetmemize ve işlerimizi enerjik bir şekilde yapmamıza yardımcı olacaktır.

Dikkat:

Sabah kahvaltısından sonra açlık hissetmeden 4-5 saat geçiremiyor ya da 1-2 saat içinde acıkıp bir şeyler atıştırmadan duramıyorsanız, biliniz ki sabah kahvaltıda yedikleriniz sizin sağlığınıza zarar vermektedir!

ÖĞLE YEMEĞİ: 13.00-14.00 ARASI

Aşağıda verdiğimiz yiyecek seçeneklerinden herhangi biri öğle yemeği olarak tercih edilebilir:

- Etli ya da zeytinyağlı sebze yemekleri
- 3-5 kalem pirzola, biftek, bonfile, kuzu kapama vb

Etin yanında yüksek glisemik indeksli karbonhidrat içerdikleri için pilav ve patates yenilmeyecek!

---

128 Hu,F., W Willet, et al. A prospective study of egg consumption and risk of cardiovascular disease in men and women. *JAMA* 281(1999): 1387-1394.

129 Hu.F., W.Willet, et al. Dietary protien and risk of ischemic heart disease in women. *Am J Clin Nutr,* 70 (1999): 22[illegible]-227.

- Balık

Izgara, fırınlanmış ya da buğulama olarak tüketilebilir.

- Döner, kebap ya da diğer kebap türleri

Bol salata ve yoğurtla yenebilir. Ancak pide, pilav, patates ve ekmek yenmeyecek!

- Her türlü mercimek yemeği

Sarı, kırmızı veya yeşil mercimek olabilir.

- Semizotu

Etli ya da yoğurtlu sarımsaklı ve cevizli salata yapılabilir.

- Enginar, kereviz, lahana, karnabahar veya pırasa yemeği

Doğal ve mevsimine göre seçilebilir.

- Karnıyarık, imambayıldı, patlıcan kebabı, içli köfte, yaprak sarmaları, her türlü dolma (kabak, patlıcan, biber, domates vb) özellikle bulgurla yapılmalıdır. *Yüksek glisemik indeksli olduğu için, yemeklerde ve dolmalarda da pirinç kullanılmamalıdır!*

- Pastırmalı ya da kıymalı kuru fasulye, bakla veya nohut yemeği

Bol soğan ve salata ile yenebilir. Bunların yanında pirinç pilavı yenmemeli!

- Evde pişirilmiş olan her türlü çorba; domates, tarhana, paça, işkembe vb

Hazır çorba tozları, işlenmiş oldukları için kullanılmamalıdır!

Yemeklerin yanında ek olarak şunlardan biri tercih edilebilir:

- Et ve balık yemekleri ile birlikte bol mevsim salatası, soğan yenebilir.
- Yemeklerle birlikte cacık; sızma zeytinyağı, bol sarımsak ve nane eklenerek içilebilir.
- Turşu, evde geleneksel usulle (bol sirkeli ve az tuzlu) hazırlanarak rahatlıkla tüketilebilir.

Yukarıda verilen yiyeceklerin yerine sadece meyve tüketmek isteyenler şu alternatifi tercih edebilir:

- Bir kâse yoğurt ve bir avuç ceviz içi ile birlikte; 5-6 adet mürdüm eriği veya bir avuç siyah çekirdekli üzüm ya da 5-6 adet kuru kayısı vb.

Dikkat:

Öğle yemeğinden sonra da, eğer açlık hissetmeden rahat bir şekilde 4-5 saat geçiremiyorsanız ya da 1-2 saat içinde acıkıp bir şeyler atıştırmadan duramıyorsanız, biliniz ki öğle yemeğinde yedikleriniz sizin sağlığınıza zarar vermektedir!

AKŞAM YEMEĞİ: 18.00-19.00 ARASI

Akşam yemeğinde de istek ve beğeniye göre, öğle yemeğine benzer olan yiyecekler arasından çeşitli seçenekli yemekler hazırlanabilir.

Dikkat:

- Kilo vermek ve sağlığımızı kazanmak acısından özellikle akşam 19.00-20.00 saatlerinden sonra yatıncaya dek hiçbir şey yenmemesi ve şekerli içecek içilmemesi şarttır. Gün boyu olduğu gibi erken bir akşam yemeğinden sonra da su, ayran, şekersiz ve tatlandırıcısız olmak şartıyla limonlu çay, yeşil çay, tarcın ve karanfil çayları içilebilir.
- Eğer kilo vermek ve aşırı yağlarımızdan kurtulmak istiyorsak; akşam yemeğimizi en geç saat 19.00 ya da 20.00'de bitirmiş olmamız gerekir.[130, 131]
- Besinlerimizin türü ve glisemik indeksleri önemli olduğu kadar, yemeklerimizin zamanlaması da sağlığımız ve kilo vermemiz acısından önemlidir.[132, 133, 134]
- Akşam televizyon seyrederken geç saatlere kadar bir şeyler yediğimiz zaman kilo veremediğimiz gibi, verdiğimiz kiloları da geri alırız. Sağlığımız açısından oldukça önemli olan bu konuyu hepimizin çok iyi anlaması gerekiyor.

---

130 Schoeller D.A., et al., Entrainment of diurnal rhythm of plasna leptin to meal timing. *J Clin Invest.* 1997 Oct 1;100(7):1882-7.

131 Radic R., et al., Circadian rhythm of blood leptin level in obese and non-obese people. *Coll Antrop.*2003 Dec;27(2):555-61.

132 Halford J.C., et al., The pharmacology of human appetite expression. *Curr Drug Targets.* 2004 Apr;5(3):221-40.

133 Mattson M.P., et al., Meal size and frequency affect neuronal plasticity and vulnerability to disease: celluler and molecular mechanism. *J Neurochem.* 2003 Feb;84(3):417-31.

134 Van Aggel-Leijssen DP., et al., Regulation of average 24h human plasma leptin levels; the influence of exercise and phisiological changes in energy balance. *Int J Obes Relat Metab Disord.* 1999 Feb; 23(2): 151-8.

9.
İNSÜLİN HORMONUNA FAZLA MESAİ YAPTIRMA!

Soru:
İnsülin ve şeker metabolizması normal şartlarda nasıl çalışıyor?

Cevap:
Bu konuyu *Karatay Diyeti* ve *Karatay Diyeti'yle Yaşam Boyu Sağlık* kitaplarında detaylı bir şekilde ele almış ve açıklamış olmamıza rağmen, konumuz OBEZİTE/DİYABET/KALP HASTALIKLARI olduğu için ve bu hastalıkların temel nedeni de, hep değindiğimiz gibi uzun süren şeker ve insülin yüksekliğiyle oluşan İNSÜLİN DİRENCİ olduğu için, bu konuları bir kez daha detaylı bir şekilde açıklamamız gerekiyor!

- Ağzımıza bir lokmayı alıp çiğnemeye başladığımız anda, KAN ŞEKERİMİZ VE İNSULİNİMİZ birlikte yükselmeye başlar.
- Yemek yedikten ortalama 2-2,5 saat sonra ise insülinin etkisi sonucu kan şekerimiz (günlük yaşamımızı sürdürebilmek için gerekli olan enerjiyi sağlamak adına kullanılmış olduğundan) azalır.
- Kan şekeri, insülin hormonu etkisi ile nefes almamız, yürümemiz, yemek yememiz, kitap okumamız, evde veya işte çalışmamız, uykumuz vb işler için gereken enerjiyi sağlar... Aynen arabalarımızın motorunun çalışması için benzinin yakılması gibi, kan şekerimiz de insülin hormonu sayesinde yıkılmış ve bize o an için gerekli olan enerjiyi sağlamış olur. Bu nedenle yemekten 2-2,5 saat geçtikten sonra kandaki insülin hormonu ve şekerimizin düzeyleri giderek düşmeye başlar!
- Yediğimiz herhangi bir gıdadan sağlanan enerji çok fazla ise (aşırı miktarda gıda tüketilmesi durumunda ya da fizik aktivitemiz çok az olduğu için) bünyemiz yükselen kan şekerinin hepsini yakıt olarak kullanamaz!
- Bu durumda, insülin hormonunun ikinci görevi devreye girer. İnsülin hormonunun önemli ikinci görevi, artmış kan şekerini depo yağlarına

dönüştürerek (trigliserid) vücudumuzda yağ olarak depolamasıdır.

- Bu arada yemek yedikten aşağı yukarı 2-2,5 saat geçtikten sonra vücudumuza enerjinin (yakıt ve benzin) sağlanması amacı ile bu sefer pankreasımızdan GLUKAGON denilen bir hormon daha salgılanır.
- Glukagon hormonu da karaciğerimizde önceden depolanmış olan yedek şekerin kanımıza geçmesini ve yakıt olarak kullanılmasını sağlar. Bu şekilde motorun çalışmasını devam ettirebilmek amacı ile gerekli olan yedek yakıt kullanılmış olur. Karaciğer deposundan sağlanan yedek benzinin miktarı çok fazla değildir. Bu nedenle kısa süre içinde tükenir.
- Normal ve sağlıklı şartlarda, herhangi bir gıda yemeden ve acıkmadan 4-5 saat geçirebilmemiz; bu hormonların düzenli, yeterli ve etkili bir şekilde uyum içinde çalışmaları sonucu mümkün olmaktadır. Yemekten 2 saat sonrasına kadar insülin hormonunun, bundan 2 saat sonrasına kadar da glukagon hormonunun etkisi devrededir.
- Bu zaman zarfında yani yemekten 4-5 saat sonrasına kadar, ağzımıza bir lokma dahi koymadan normal yaşamımızın devam etmesi amacı ile LEPTİN adında (son derece önemli olan) bir hormon salgılanmaya başlanır.
- Leptin hormonunun görevi, vücudumuzun çeşitli bölgelerinde önceden depolanmış olan yağları yıkarak, vücudumuza gerekli olan yakıtı ve dolayısı ile enerjiyi sağlamaktır. Leptin hormonu, ikinci yedek depodaki benzinin yakıt olarak kullanılmasını sağlamaktadır.[135, 136]

İyi anla:

1. Obezite/diyabet bir insülin fazlalığı hastalığıdır, insülin eksikliği hastalığı değildir!
2. Obezlerin/diyabetlilerin/kalp hastalarının kanında yüksek şeker ile birlikte yüksek insülin hormonu da aynı zamanda dolaşmaktadır.
   Tip-1 diyabetli hastaların pankreaslarında dahi, az da olsa bir miktar insülin hormonu üretilmektedir.
3. Halk arasında insülin yüksekliği saptanmış hastalar *"Benim insülin direncim var, ben insülin direnci hastasıyım"* diye dolaşıyorlar. Halbuki bu durum, tamamen şeker ve yağ metabolizmalarının bozulduğunun ve obezite/diyabet hastalığının ilk basamaklarının önemli bir göstergesidir. Bilimsel olarak böyle bir klinik durumu, 30-40 yıl önce 'GİZLİ ŞEKER HASTALIĞI' veya 'latent diyabet' ya da 'pre-diyabet' yani diyabetten önceki evre olarak adlandırıyor, diyabet hastalığının habercisi olarak kabul

[135] Friedman J.M., The function of leptin in nutrition, weight, and physiology. *Nutr Rev*, 2002 Oct;60(10pt2):s1-14.
[136] Senfert J. Leptin effects on pancreatic beta-cell gene expression and function. *Diabetes*, 2004 Feb; 53 Suppl.1:s152-3.

ediyor ve önlem alıyorduk. Hastalarda insülin yüksekliğinin başladığının göstergesi olan bu durum, uzun bir süreci kapsamaktadır. Kalp hastalıkları bakımından klinik önem ise, insülin yüksekliğinin en düşük düzeyde yani pre-diyabet evresinde dahi, obezite/diyabet/kalp hastalıklarının tüm komplikasyonlarının yavaş yavaş tüm organlarda başlamış olmasıdır.

4. Pre-diyabet ya da insülin direnci ve diğer bütün deyimler de aynı metabolizma bozukluğunun bulunduğunun önemli bir göstergesidir ki, HASTALARIN BEL ÇEVRELERİ GENİŞLEMİŞTİR, KARACİĞERLERİ YAĞLANMIŞTIR VE OBEZLEŞMEYE BAŞLAMIŞLARDIR!
En son bilimsel çalışmalar bel çevresinin genişlemesinin, kalp krizi riskini 10 kat artırdığını bildirmektedir.[137, 138]
5. Hastaların obez olmaları da şart değildir! ZAYIF OLAN KİŞİLERİN DE BEL ÇEVRELERİNDE ARABA TEKERLEĞİ YA DA SİMİT DEDİĞİMİZ GENİŞLEME VARSA, KARACİĞERLERİ YAĞLANMIŞTIR. Altta yatan temel metabolizma bozukluğu da farklı değil aynıdır, yani İNSÜLİN DİRENCİDİR! Bu nedenle, zayıf olan kişilerin mutlaka sağlıklı olduklarını düşünmek ya da sanmak doğru değildir.
6. Karaciğer yağlanması olan kişilerin, başlangıç evrelerinde karaciğerlerinin çalışmasında bozukluk oluşmaz, enzimleri hafif olarak yükselebilir. Zayıf ya da obez olsun, karaciğer yağlanması olan kişilerin karaciğerlerinde seneler geçtikten sonra görünür bir şekilde karaciğer fonksiyon bozuklukları saptanmaktadır.
7. Karaciğer yağlanmasının başlangıç belirtilerinden biri, karaciğer enzimlerinden ALT (SGOT) denilen enziminin hafifçe yükselmeye başlamasıdır.
8. Gizli şeker (pre-diyabet), diyabet ve bütün kronik hastalıklarda, hormonların, enzimlerin normal dengeli ilişkileri bozulmuş ve alt üst olmuştur. Saydığımız bu kronik hastalıkların aşağı yukarı 5 nedeni vardır.

a) Kötü beslenme
b) Kronik stres
c) Mikroplar
d) Toksinler
e) Alerjenler

Bu 5 nedenin ortak paydası, organizmalarda aşikâr ya da gizli bir şekilde mikropsuz yangıyı yani inflamasyonu başlatmalarıdır.

---

[137] Khaw K.T., et al. Association of hemoglobin A1C with cardiovascular disease acute mortality in adults: the European prospective investigation into cancer in Norfork. *Ann Intern Med,* 2004 Sep.21;141(6):413-20.
[138] Jessani S., et al. Should oral glucose tolerance testing be mandatory following acute myocardial infarction? *Int J Clin Pract,* 2007 Apr.;61(4):680-83.

9. Obezite ve diyabeti önlemek, tedavi edebilmek amacıyla organizmanın bazı önemli vitamin ve mineralleri de normal düzeylerde olmalıdır. Kötü beslenme, işlenmiş yiyeceklerin sürekli kullanılması, kan şekeri ve insülin yüksekliğinin devam etmesi ile birlikte tam sağlığımız için şart olan bu vitamin ve mineraller de organizmadan giderek azalmaktadır.
Obezite ve diyabeti önlemek için kanda bakılması gereken ve normal düzeylerde olması gereken vitamin ve mineraller şunlardır:
a) Vitamin D3[139]
b) Kromiyum[140, 141]
c) Magnezyum[142]
d) Çinko[143]
e) Biotin[144]
f) Omega-3 yağları[145]
g) Antioksidanlar[146]

DOĞAL OLAN YAĞLAR VE PROTEİNLER MUNTAZAM OLARAK YENİLDİĞİ SÜRECE SAYDIĞIMIZ BU VİTAMİN VE MİNERALLER YETERLİ MİKTARDA ORGANİZMAYA GİRMEKTEDİR. ANCAK SUNİ VE İŞLENMİŞ, DOĞALLIĞI BOZULMUŞ YİYECEKLER VE ŞEKERLİ İÇECEKLERİN UZUN SÜRE TÜKETİLMELERİ SONUCU ORGANİZMADA VİTAMİN VE MİNERAL EKSİKLİKLERİ MEYDANA GELMEKTEDİR. GİZLİ OLAN BU EKSİKLİKLER VAR OLDUĞU ZAMAN DA KİLO VERİLEMEZ, HASTALIKLAR DA KOLAY KOLAY TEDAVİ EDİLEMEZ, İNSÜLİN VE ŞEKER DÜZEYLERİ NORMALE DÖNMEZ VE BOZULMUŞ OLAN KARBONHİDRAT METABOLİZMASI DÜZELMEZ.

---

139 Reis J.P., et al. Vitamin D status and cardiometabolic risk factors in the United States adolescent population. *Pediatrics,* 2009 Sep.;124(3):3371-79.
140 A scientific Review: the role of chromium in insulin resistance. *Diabetes Educ,* 2004;Suppl:2-14. Review.
141 Lau F.C., et al. Nutrigenomic basis of beneficial effects of chromium(III) on obesity and diabetes. Mol Cell Biochem. 2008 Oct;317(1-2):1-10. Epub.2008 Jul. 18 Review.
142 Chaudary D.P., et al. Implications of magnesium deficiency in type 2 diabetes: A review. Biol Trace Elem Res. 2010 May;134(2):119-29.
143 Masood N., et al. Serum zinc and magnesium in type 2 diabetic patients. *J Coll Physicians Surg Pak,* 2009 Aug.;19((8):483-86.
144 Albarracin C.A., et al. Chromium picolinate and biotin combination improves glucose metabolism in treated, uncontrolled overeight to obese patients with type 2 diabetes. Diabetes Metab Res Rev.2008 Jan.-Feb.;24(1):41-51.
145 Flashs P., et al. Cellular and molecular effects of n-3 polyunsaturated fatty acids on adipose tissue biology and metabolism. Clin Sci.2009 Jan.;116(1): review.
146 Shay K.P., et al. Alpha-lipoic acid as a dietary supplement: molecular mechanism and therapeutic potential. Biochim Biophys Acta. 2009 Oct. 1790(10):1149-60.

Peki, obezlerin/diyabet hastalarının kan insülin düzeyleri çok yüksek olduğu halde, neden kan şekerleri yüksek kalıyor?

Bu konuyu anlamak için basit olarak biyokimya ve fizyoloji bilgilerimizi gözden geçirmemiz gerekiyor.

İnsülin hormonu, aşırı ve toksik olan yüksek kan şekerini bir an önce normal değerlere indirmek için görevlidir demiştik. Ayrıca fazla olan yani hemen enerji olarak kullanılamayan ve kanda dolaşmakta olan yüksek kan şekerini de depo yağlara dönüştürerek, yağ hücreleri içinde depo edilmesini sağlar. Böylece, iç organların yağlanmasını, kilo almamızı ve obeziteyi başlatmış olur.

Kan şekerinin, kan yağlarına dönüştürülerek depo edilen şekline TRİGLİSERİD denir. Vücudumuzun çeşitli bölgelerinde birikmiş olan, selüloit ve iç organ yağları, trigliserid olarak buralarda depo edilirler. Göbekte, iç organlarda, kalçalarda, memelerde, ense kökünde birikmiş ve depo edilmiş olan yağların da insülin hormonu sayesinde trigliseridlere dönüştürülerek depo edildiğini biliyoruz.

Trigliseridler, aşırı kan şekerinin, üçer üçer yağ olarak ekonomik bir şekilde depo edilmesinin şeklidir. Kan şekeri önce üçer üçer yağ paketleri haline dönüştürülür, daha sonra da depoya gönderilir.

Bu amaçla, yeri gelmişken kan şekeri olan glikozun, nasıl trigliseridlere dönüştürüldüğünü bir örnek vererek açıklamak istiyorum:

1. Büyük bir şehirde bilimsel bir kongre olduğunu varsayalım. Bu şehrin havaalanına, kongreye katılacak delegeler gelmeye başlıyor.
2. Delegeler konaklamaları için taksilerle otellerine taşınıyor. Her bir delege için otellerde güzel, tek kişilik odalar ayrılmış durumda.
3. Fakat havaalanına durmadan ve sürekli olarak delegeler gelmeye devam ediyor. Otellere getirilen delegeler, tek kişilik oda kalmadığı için iki kişilik odalara yerleştirilmeye başlanıyor.
4. Taksiler durmadan delege taşıyorlar, bu sefer otel otel dolaşarak yatacak yer aramaya başlıyorlar.
5. Çözüm olarak, bütün otel odalarına 3 yataklı ranzalar eklenmeye başlanıyor.
6. Büyük şehirde (İstanbul olabilir) bulunan bütün otel odalarında, delegeler zorunlu olarak üçer kişilik ranzalarda kalmaya başlıyorlar.
7. Daha geç gelen delegelere artık yatacak yer bulunamıyor ve taksi ya da herhangi bir taşıt aracıyla, İstanbul sokaklarında otelden otele, durmadan yatacak yer bulmak amacıyla dolaştırılıyorlar. Delegelerin sürekli gelmesi ile birçok dolu taksi ve taşıma aracı, sokak ve caddelerde dolaşıp

duruyor ve konuklarını yerleştirecek bir otel bulmak mümkün olamıyor! İstanbul'da bulunan bütün otellerin kapıları kapanıyor, açılamıyor ve delegeler durmadan sokaklarda, caddelerde dönüp duruyor.

Yukarıda anlattığımız bu örneği, konumuza bağlayacak olursak:

1. Aşırı düzeyde delege sayısını yüksek olan kan şekeri olarak kabul etmemiz gerekiyor.
2. Otel odalarına eklenen 3'lü yatak yani üçlü ranza çözümünü de, kan şekerinin yağlara dönüştürülerek depo edilen üçlü yağ dediğimiz, TRİGLİSERİDLERE (VLDL-Very Low Density Lipoprotein) benzetmemiz gerekiyor.
3. Otelden otele dolaşan ve delegeleri taşıyan dolu taksileri de kan yağlarımızda yükselmiş olan TRİGLİSERİDE ve onun sonucu yükselen diğer kan yağlarına (VLDL) benzetmemiz gerekiyor.
4. Karaciğer, iç organlar, özellikle karaciğer, göbek ile tüm hücre içlerinde ve hücreler arası dokularda TRİGLİSERİDLERİN birikmesi sonucu, bütün hücrelerin şeker kapıları bozuluyor. Normal zamanlarda şeker kapılarını rahatlıkla açabilen insülin anahtarı artık hiçbir kapıyı açamıyor yani anahtar insülin işlemiyor artık (insülin direnci).
5. Bu nedenle, insülin kapılarını zorlayarak açabilmek amacıyla, pankreastan daha fazla insülin hormonu devamlı olarak üretilmeye devam ediyor. Kanımızda da şeker yüksekliği devam ediyor, bunu düşürmek için de insülin hormonu arttıkça artıyor! Aynı anda, hem kan şekeri yükseliyor, hem insülin hormonu giderek yükseliyor (insülin direnci artarak devam ediyor)!

Kıssadan hisse:

Kan şekeri ve insülin hormonunun yükselmesine ve sürekli bir şekilde yükseklerde kalmasına, kan yağlarından trigliseridlerin yükselmesine, obezitenin/diyabetin/kalp hastalıklarının başlamasına sebep, rafine karbonhidratları (yüksek glisemik indeksli yiyecekleri), işlenmiş yiyeceklerde bulunan trans yağları ve früktoz şekerini bilerek ya da bilmeyerek tüketmektir.

10.
ŞEKERİN NASIL ZARAR VERDİĞİNİ İYİ ANLA!

Soru:

Kanımızdaki fazla şeker de, aynen fazla şekerli yiyecekler gibi katılaşarak kristalize olur mu?

Cevap:

Kanımızda bulunan total 5 gr kadar kan şekerini, kırmızı kan hücrelerimiz enerji olarak kullanırlar. Kırmızı kan hücrelerimizin yani diğer bir deyişle alyuvar hücrelerinin, diğer hücrelerde olduğu gibi çekirdekleri ve çekirdeklerde bulunun mitokondriaları yoktur. Hücre çekirdeğinde bulunan mitokondrialar enerji üreten minik fabrikalardır.

Mitokondriaları bulunmayan kırmızı kan hücreleri, hücreye girmiş olan şekeri direkt olarak enerji ya da yakıt amacıyla kullanırlar. Basit bir şekilde açıklamak gerekirse, alyuvarların yani eritrosit hücrelerinin içine giren kan glikozu, burada hemoglobinin taşıdığı oksijenle birleşerek enerji üretir.

Gıdalar ile 5 gr kadar şeker ya da hemen şekere dönüşen rafine karbonhidrat tüketildiği zaman ise, kan şekerimiz hızla 100 mg/dl olan normal değerden, birden 150 mg/dl'ye yükselecektir. Bu düzeye yükselen kan şekeri dokularımız için toksik olduğundan, pankreastan insülin salgılanacak ve şeker normal düzeylere indirilecektir.

İnsülin hormonunun asıl görevi ve koruyucu etkisi bu şekilde devreye girmektedir. Kan şekerini hücrelere bir an önce yerleştirerek düşürmek ve yüksek şekerin toksik etkisinden vücudumuzu korumak insülin hormonunun en önemli görevidir.

Fazla miktarda hücre içine girip de enerji olarak kullanılamayan ve artan serbest şeker ya da glikoz da hücrelere zarar vermesin diye, yine insülin hormonunun etkisi ile hücrelerde bulunan proteinlerle birleştirilir ve bir şeker+protein bileşimi ortaya çıkar!

Peki, hücrelerin içinde oluşan bu şeker+protein bileşimi zararlı mıdır?

Hücrelerin içinde kristalize olmuş olan şeker+protein bileşimi son derece zararlı olabilir. Kristalize bir hale, yani hücreler içinde bir çökeltiye dönüştürülen şeker ya da glikoz buraya yerleşir ve hücrelerin normal çalışmasını engelleyerek sağlığımızı bozabilir. Hücrelerin normal bir şekilde çalışamamaları sonucu, önceki bölümlerde bahsettiğimiz başta kilo alma olmak üzere, göbek yağlanması, obezite, diyabet gibi dejeneratif ve kronik hastalıkların başlamasına neden olur. Hücresel düzeyde oluşan bu metabolik bozukluklar, uzun süre klinik belirti vermeden artarak devam eder ve sağlığımızı için için kemirir.

HEPİMİZİN BİLDİĞİ EN ÖNEMLİ ŞEKER+PROTEİN BİLEŞİMİ, KIRMIZI KAN HÜCRELERİ ERİTROSİTLERİN PROTEİNİ OLAN HEMOGLOBİNİN ŞEKERLE BİRLEŞMESİ SONUCU MEYDAN GELİR. Bilimsel olarak hemoglobinin şekerlenmesine GLİKOZE OLMUŞ HEMOGLOBİN, kısaca da hemoglobin A1c, kısaltılmış olarak HbA1c diyoruz.

Glikolize hemoglobin (HbA1c), yani eritrositlerin içinde oluşan hemoglobin şekerlemesi (protein+şeker bileşimi) zararlı mıdır?

Evet. Şekerle birleşmiş olan hemoglobin yani HbA1c'nin kanda normal değerlerin üzerine çıkması sağlığa zararlıdır.[147, 148]

Peki, ne anlama gelir bu, HbA1c ve sağlığımıza nasıl zarar verir?

Glikolize hemoglobin yani kısaca HbA1c, bize organizmada bulunan diğer proteinlerin de şekerleme, glikolize olma oranını indirekt olarak gösteren önemli bir proteindir. Eritrositlerin içinde bulunan bir kısmı şekerleşmiş ya da karamelize olmuş olan hemoglobinin, yani HbA1c oranının ne kadar olduğunu bugün artık basit bir kan testiyle bile ölçebiliyoruz.

Klinikte izlediğimiz şeker hastalarının kan şekerlerinin son 3 ay içinde sıkı bir kontrol içinde olup olmadığını, kanlarında ölçtüğümüz HbA1c yüzdesini görerek değerlendirebilir, şeker metabolizması bozukluğunun derecesini ve hastalarımızın tedavilerini de HbA1c yüzdesine göre yönlendirebiliriz.[149]

---

[147] Mattiuzzi C., et al. Glycated Hemoglobin, Diabetes, and Cardiovascular Risk in Nondiabetic Adults. *New Eng J Med* 2010;362:2031-31.

[148] Selvin E S., et al.Glycated hemoglobin, diabetes, and cardiovascular risk in nondiabetic adults. *New Eng J Med*, 2010;362:800-811.

[149] Sacks D.B., The diagnosis of diabetes is changing: how implementation of hemoglobin A1c will impact clinical laboratories. *Clin Chem*, 2009;55:612-14.

Ayrıca aşırı tatlı şeker ve karbonhidrat tükettikleri zaman, sağlıklı kişilerin de hemoglobinleri ile birlikte bütün vücut proteinlerinde şekerlenme meydana gelmektedir.[150]

Normal kiloda, kan insülin düzeyleri normal olan ve dengeli bir şekilde düşük glisemik indeksli yiyecekleri (sağlıklı protein+sağlıklı yağ+sağlıklı karbonhidrat) tüketen bir kişinin kanında, glikolize hemoglobin yani HbA1c oranı yüzde 4,0-4,8 kadardır. Bu bize normal şartlarda da vücut proteinlerimizde az miktarda dahi olsa şekerlenme oluştuğunu göstermektedir, bu kadar şekerlenmeyi önlememiz mümkün değildir!

Amerikan Diyabet Derneği kriterlerine göre, HbA1c oranı diyabetik olmayan kişilerde yüzde 5- 6,4 civarlarında olmalıdır. Yapılan bilimsel çalışmaların sonunda, klinik olarak yüzde 6,5'in üstünde olan HbA1c, şeker hastalığı yani diyabet olarak kabul edilmektedir.[151, 152]

HbA1c oranının normal değerlerin üst sınırlarında olmasının, kalp krizi ve kanser riskini artırdığı ve her yüzde 1'lik artışın da, ölüm oranını yüzde 28 oranında artırdığı çeşitli bilimsel araştırmalarla gösterilmiştir.[153, 154]

Obezlerde/diyabet hastalarının kanında ölçülen HbA1c değerleri yüzde 8-13 saptandığı zaman, kan şekeri son 3 aylık süre içinde kontrol altına alınamamış demektir.[155, 156]

Kırmızı kan hücrelerinde, normalin 2-3 katına çıkmış olan proteinin şekerlenme oranı, bütün vücut proteinlerinin de aynı oranda şekerlenmiş olduğunun bir göstergesidir. Tüm hücrelerin proteinlerinde yüksek oranda oluşan şekerlenme, doğal olarak hücrelerin normal bir şekilde çalışmasına ve solumasına engel oluşturacaktır.

Hücrelerin normal olarak çalışamamaları sonucu da obezlerde/diyabet hastalarında çeşitli komplikasyonlar meydana gelir ve ilerler.

---

150 Bloomgaeden Z.T., Hb A1c: recommendations, debates, and questions. *Diabetes Care* 2009;32:e141-e147.

151 Sarwar N., et al. Markers of dysglycemia and risk of coronary heart disease in people without diabetes. Reykjavik prospective study and systematic review. *Plos Med* 2010 May 25; 7(5):e1000278.

152 International Expert Committee. International Expert Committee report on the role of the HbA1c assay in the diagnosis of diabetes. *Diabetes Care* 2009; 32:1327-44.

153 Gerstein H.C., et al. The hemoglobin A1c level as a progressive risk factor for cardiovascular death, hospitilazation for heart failure, or death in patients with chronic heart failure: an analysis of the Candesartan in Heart Failure: Assessment of reduction in Mortality and Morbidity(CHARM) prog. *Atch Intern Med* 2008 August; 11;168(15):1699-1704.

154 Khaw et al. *Brit Med J* 2001 Jan 6;322(7277):15-18.

155 American Diabetes Association. Diagnosis and clasificcation of diabetes mellitus. *Diabetes Care,* 2010;33:Suppl 1:S62-S69.

156 National Glycohemoglobulin Standardization Program List of NGSP certified methods (updated, March 2010). (Accessed May 7, 2010, at http://www.ngsp.org/prog/index. Html)

Obezlerde/diyabet hastalarında ne gibi komplikasyonlar meydana gelmektedir?

1. Göz, böbrek, kalp, bacak damarlarında çeşitli damar tıkanmaları meydana gelir.
2. Gözde katarakt oluşur.[157]
3. Böbreklerde bozukluk meydana gelir, böbrek yetersizliği oluşur.
4. Beyin ve tüm sinir sisteminde bozukluklar meydana gelir.

Şeker en tatlı zehirdir demiştiniz...

Evet, neden en tatlı zehirdir, şimdi onu ele alıp açıklayalım:

HbA1c, kanda su içinde olan glikozun, hücre içine girerek kristalize olmuş ve eritrosit proteiniyle birleşmiş, fonksiyonu ve hiçbir faydası olmayan komplike bir moleküldür. Tek faydalı yanı ise kanda ölçülebilir olması ve tüm vücutta bulunan kristalize olmuş proteinlerin yüzdesi hakkında dolaylı bir şekilde bilgi edinmemize imkân sağlamasıdır.

Örneğin bir iki dilim ekmek ya da bir tabak pirinç pilavını ekmekle birlikte yedikten sonra, normal kişilerde dahi kan şekeri yükselir ve 2-3 saat kadar 150-250 mg/dl dolaylarında kalabilir.

Kan şekerinin yüksek kaldığı süre içinde, eritrositlerdeki hemoglobin ile birlikte, tüm vücuttaki hücrelerin proteinlerinde de şekerlenme yani glikolizasyon başlar. Bu süreçte obez/diyabet olmamız bile gerekmez! Kanımızda HbA1c değerleri yükseldikçe, örneğin göz merceğimizde bulunan protein, böbrek hücrelerimizin proteinleri, arterlerimizin ve kalp adalemizin proteinleri, derimizin proteinleri ve sinir/beyin hücrelerimizin proteinleri de hemoglobin de olduğu gibi karamelize yani glikolize olacaktır.[158, 159]

Ayrıca vücut hücrelerimizde oluşan glikoze protein bileşkelerinin oranı, bir yaşlanma belirtisidir ve yaşlanmamızın önemli bir göstergesidir! HbA1c değerleri yükselip normal sınırların üzerine çıktıkça, yaşlanmanın da ona oranla hızlandığı gösterilmiştir.

Kanımızda HbA1c normal sınırlar içinde yani yüzde 5 ve altında olduğu sürece yaşlanma hızımız da normal olacaktır. HbA1c değerleri yüzde 5'ten yüksek olduğunda ise yaşlanma hızlanacaktır. Hücrelerde şekerlenme hızlan-

157 Machan C.M., Et al., Age-related cataract is associated with typr 2 diabetes and statin use. Optom Vis Science 2012;89:1165-1171.

158 Ishibashi T, et al. Advanced glycation end product-mediated matrix metalloproteinase-9 and apoptosis via renin-angiotensin system in type two diabetes. *J Atheroscler Thromb* 2010; 17(6):578-589.

159 Gary Taubes, *Good Calories, Bad Calories*, A Knoopf, NY.,2007, pp45-46.

dıkça ve arttıkça yaşlanma ve hastalanma hızımız da aratacaktır.[160] Hastalıklar artacak, tedavileri de zorlaşacaktır.[161]

Sonuç:

1. Kan şekerimizi çok hızlı yükselten yüksek glisemik indeksli yiyecek ve içecekleri sık sık tükettiğimiz zaman, HbA1c değerlerimiz giderek yükselecek ve organlarımızdaki bozukluklar, hastalanmalar ve yaşlanmamız giderek hızlanacaktır.
2. Öte yandan, 1863 yılında İngiliz Hekim William Banting'in bizzat yaşayarak gözlemlediği ve başına gelenleri anlattığı gibi, yavaş yavaş kana karışan yiyecekleri tüketirsek, yani kan şekerimizin ani çıkış ve inişlerini önleyebilirsek obezite/diyabet hastalığı ve yukarıda saydığımız birçok komplikasyondan kurtulur ve yaşlanmamızı da yavaşlatmış oluruz.[162]
3. Sağlıklı bir yetişkin için günde 100 gr karbonhidrat yeterlidir. Günlük karbonhidrat miktarı 100 gr'ın üstüne çıkınca sakıncalıdır. Çünkü vücudumuzu aşırı ve sürekli bir şekilde çalışmaya zorlamaktadır. Bu nedenle aşırı miktarda karbonhidrat tüketilmesi sağlıklı kişiler için de zararlıdır. Her türlü metabolik bozukluğu zaten gelişmiş olan obezlerin/diyabetlilerin/kalp ve böbrek hastalarının ise günlük karbonhidrat (yani şeker) tüketim miktarının 100 gr'dan az olması gerektiği bildirilmektedir.[163] Bu nedenle, genel sağlık açısından üzerinde durulması gereken, hayati önemi olan ve dikkat edilecek nokta budur! Kilolu, karaciğer yağlanması oluşmuş, göbek çevresi genişlemiş olan obezlere/diyabet hastalarına, bol karbonhidrat içeren yiyecek (günde 6-7 dilim ekmek tüketmek gibi) ve içecek önerilmesi son derece sakıncalıdır.
4. Mitokondriyaları olan her hücre kan şekerinin azıcık bölümünü enerji kaynağı olarak kullanır. Vücudumuzda bulunan tüm hücreler, eritrositlerin dışında, kan şekerini mitokondriyalar tarafından enerjiye dönüştürür. Ancak kan şekerinin mutlaka dışarıdan alınması, karbonhidratların dışarıdan yenerek vücuda girmesi şart değildir. Bütün hücrelerin en önemli enerji kaynağı hayvansal yağlardır. Özellikle, kalp ve beyin hücreleri enerji kaynağı olarak bilinenin aksine şekeri değil de yalnız

---

[160] Jörgen VN, et al. *Nutrition and Metabolism* 2008; 5:14.
[161] Barry G., *Trick and Treat: how 'healthy eating' is making us ill*, pg:209. Hammersmith Press Limited, 14 Greville Street, London, ECIN 8 SB. www.hammrsmithpress.co.uk
[162] William Banting. Letter on Corpulance, 1863.
[163] Ben-Dor M., et al. Plos ONE 2011; 6(12): e 28689.

hayvansal yağları enerji ihtiyaçları için kullanırlar.[164]

5. Kalp ve beyni meydana getiren hücreler, enerji kaynakları için gerekli olan temel maddeleri yağlardan sağlarlar. Beyin hücrelerinde şeker/glikoz reseptörleri bulunmadığı da bilimsel olarak gösterilmiştir. Bilimsel araştırmalarla gösterilmiştir ki, hayvansal yağlardan yeterli enerji sağlanamadığı zamanlarda beyin, koruyucu mekanizma olarak karbonhidratları enerji kaynağı olarak kullanabiliyor.[165, 166]

Dikkat:

Hücrelerimizin yaşamamız ve hayatta kalabilmemiz için sürekli enerji üreten bölümü, minik enerji fabrikaları olan, mitokondriyalardır. Mitokondriyalar vücudumuzun hücreleri içinde bulunan, hayatta kalabilmemiz için enerji üreten en önemli minik organlardır, yani 'organellerdir'. Mitokondriyalar olmasaydı hiçbir hücremiz yaşayamazdı.

Mitokondriyaların iyi çalışabilmesi için çok az miktarda karbonhidratlara ve bolca yağlara ihtiyaç vardır. Ancak, enerji mekanizmasının sağlıklı işlemesi için karbonhidratların bulunması şartı da yoktur. Enerji üretiminin ana ve temel maddeleri yağlardan elde edilen moleküller ve oksijendir, çünkü mitokondriyalar özellikle yağları enerji kaynağı olarak kullanmaya programlanmışlardır.[167]

Mitokondriyalar için yakıtın hangi tür olduğu önemli değildir; kan şekerini, proteinleri ya da yağları enerji kaynağı olarak kullanabilirler. Bu nedenle hayatta kalabilmemiz için karbonhidratlara ihtiyacımız yoktur ama temel protein ve temel yağlara kesinlikle ihtiyacımız vardır!

---

[164] Allan C., et al. *Life Without Bread. How a LoCarbhydrate Diet Can Save Your Life*, pgs 69-72. McGraw-Hill, 2000 Two Penn Plaza, New York NY 10121-2298.

[165] Lawson L.D., et al. *Lipids* 14 (1979):501-503.

[166] Garg M. L., *Lipids* 24 (1989): 334-339.

[167] Allan C., et al. *Life Without Bread. How a Low Carbohydrate Diet Can Save Your Life*, pg 64. McGraw-Hill, 2000 Two Penn Plaza, New York NY 10121-2298.

11.
KALBİNİ KRİZE SOKMA!

Soru:
Kan şekeri yüksekliği kalp hastalığı riskini neden artıyor?

Cevap:
Kan şekeri yüksekliği, kalp adalesi olan miyokardı aynen alkol gibi tahrip eder. Elizabeth Selvin ve arkadaşlarının yürütmüş olduğu bir çalışma, önemli bir şeker hastalıkları dergisi olan *Diabetes Care*'da yayınlanmıştır.[168]

Bu çalışmada Elizabeth Selvin ve arkadaşları, kan şekeri yüksekliği de dediğimiz hiperglisemi ve diyabetin birbirine bağlı olmaksızın kalp krizini ve koroner arter hastalığını tetiklediğini bildirmişlerdir. Diyabet hastalarında, kalp krizinin ve koroner kalp hastalığının, damar sertliği yani ateroskleroz sonucu değil de, birbirinden bağımsız bir şekilde insülin hormonu ve kan şeker yüksekliğine bağlı olduğunu bildirmişlerdir.

İsveç Karolinska Enstitüsü'nde yapılan bir çalışmada da, kan insülin ve şeker düzeyleri yükseldikçe, damar içlerindeki plakların kararsız plaklar haline dönüşerek tehlikeli oldukları bildirilmiştir.[169]

Kalp adalesi, vücudumuzda enerjiyi en çok kullanan yani enerjiye en çok ihtiyacı olan organlarımızdan biridir. Ancak kalp adalemiz, kan şekerimizi değil de kan yağlarımızı enerji olarak kullanmaya programlanmıştır. Bunun nedeni, vücudumuzda şekerin karaciğer ve adalelerimizde glikojen olarak az miktarda depo edilebilmesidir.

Gece gündüz sürekli enerjiye ihtiyacı olan bir organın, dışa bağımlı olarak karbonhidrat ve şeker tüketimine dayalı bir şekilde enerji kaynağı beklemesi, bu organ için tehlike arz eder! 12 saat süren bir uyku sırasında, kalbin çalışması için dışarıdan enerji kaynağı beklemek, doğaya aykırıdır! Bu nedenle, bir yaşam

---

[168] Selvin E., et al. Glycemic control, atherosklerosis, and risk factors for cardiovascular disease in individuals with diabetes: the atherosclerosis risk in communities study. *Diabetes Care* 2005;28:1965-1973.

[169] Hagg S., et al. Biological age of plagues: Carotid plague age is a feature of plague stability inversly related to levels of plasma İnsulin. Plos One, online 7 April 2011.

sigortası ve güvencesi olarak, kalbimiz her daim enerjisini yağlardan almaktadır.

Bütün sağlıklı yağlar kalbimizin gücü ve kuvvetidir, düzenli ve tam çalışması için yaşam güvencesidir.

Dikkat:

1. Şimdiye kadar olan bölümlerde anlattığımız gibi, kan şekerimizi hızla yükselten yüksek glisemik indeksli yiyeceklerin, karaciğer yağlanmasına neden oldukları için, sağlığımıza ne kadar zararlı oldukları bilimsel çalışmalarla bildirilmiştir.[170]
2. Günümüzde miktar kısıtlaması yapmadan meyve sularının birçok hastaya ve sağlıklı kişiye, özellikle çocuk ve gençlere sık sık ve bol bol tüketmelerinin önerildiğini görüyoruz. Oysa ABD'de 2012 yılı içinde, gerek New York gerekse California eyaletlerinde şekerli içeceklere yasak getirilmesi için kanun teklifleri verildi ve şekerli içeceklerin tüketilmemesi için yaygın biçimde kampanyalar başlatıldı.
3. California Üniversitesi Çocuk Hastalıkları Bölümü'nde endokrinoloji profesörü olan Robert Lustig, Şubat 2012'de, şekerli içeceklerin, çocukların ve halkın sağlığını bozduğunu, obezite ve diyabet hastalığının temel nedeninin de FRÜKTOZ olduğunu belirterek, bu içeceklerin yasaklanması için kanun teklifi vermiştir.

   Prof. Lusting ayrıca, ABD'de yayın yapan CBSNEWS televizyonunun ünlü "60 Minutes" (60 dakika) programında[171] şunları söylemiştir: *"Meyve şekeri früktoz, yalnız kilo alma ile ilgili bir problem yaratmaz. Birçok bilimsel araştırma, früktozun karaciğerin alkole bağlı olmayan yağlanmasını başlatarak birçok kronik dejeneratif hastalığa da neden olduğunu göstermektedir."*
4. BİRÇOK BİLİMSEL ARAŞTIRMA, MEYVE ŞEKERİ OLAN FRÜKTOZUN, YAYGIN OLARAK KULLANILAN SOFRA ŞEKERİ OLAN SÜKROZDAN, KARACİĞER İÇİN YEDİ KAT DAHA ZARARLI OLDUĞUNU ORTAYA KOYMUŞTUR.[172]

California Üniversitesi'nden bilim insanları, ilginç bir araştırma yürütmüştür. Araştırmacılar, 33 aşırı kilolu ve obez yetişkin deneğin bir kısmına meyve şekeri olan saf früktoz, geri kalan kısmına da yalnız glikoz vermiştir. Yalnız früktoz ile beslenen kişilerde, karaciğer ve göbek yağlanmasının geliştiği, gö-

[170] Bray G.A., et al. Consuption of High-fructose Corn Syrup in Beverages May Play a Role in the Epidemic of Obesity. *American Journal of Clinical Nutrition*, April 2004.

[171] CBSNEWS, 60 Minutes, April 1, 2012.

[172] Swanson J.E., et al. Metabolic effects of dietary fructose in healthy subjects. *Am J Clin Nutr* 1992;55:851-855.

bek çevresinin genişlediği gözlemlenmiştir. Glikoz ile beslenen grupta ise bu değişikliklerin daha az oranda görüldüğü bildirilmiştir.[173, 174, 175, 176, 177]

Aşırı miktarda meyve, sebze ve meyve suyu tüketen kadınlarda diyabet riskinin arttığı da ayrıca bildirilmiştir.[178] Erkeklerde de şeker ve suni tatlandırıcı içeren içeceklerin diyabet riskini artırdığı 2011 yılında bildirilmiştir.[179]

Şekerli içecekler, likit kalori ya da likit karbonhidrat olarak kabul edilmektedir. Bu nedenle, şekerli içeceklerin metabolik sendrom ve diyabet riskini artırdığı birçok bilimsel araştırma ile kanıtlanmıştır.[180, 181, 182]

Ayrıca, laboratuarlarda yapılan araştırmalarda, deney hayvanlarına, insülin direnci ve tansiyon yüksekliği yani hipertansiyon geliştirebilme amacıyla bol bol früktozlu içecekler verilmektedir.[183, 184]

---

[173] Geddes L., Watch out for the wrong kind of sugar. *New Scientist,* 2008;2662.9.

[174] Johnson R.J., et al. Potential role of sugar(fructose) in the epidemic of hypertension, obesity and the metabolic syndrome, diabetes, kidney disease, and cardiovascular disease. *Am J Clin Nutr,* 2007;86;899-906.

[175] Beck-Nielson, et al. Impaired cellular insulin binding and insulin sensiitivity induced by high-fructose feeding in normal subjects. *Am J Clin Nutr,* 1980;33:273-278.

[176] Reiser, et al. Day long glucose, insulin, and fructose response of hyperinsulinemic and nonhyperinsulinemic men adapted to diets containing either fructose or high amylose corn starch. *Am J Clin Nutr,* 1989;50:1008-1014.

[177] Reiser, et al. Blood lipids, lipoproteins, apoproteins, and uric acid in men fed diets containing fructose or high amylose cornstrach. *Am J Clin Nutr,* 1989;49:832-839.

[178] Intake of fruit vegetables , and fruit juices and risk of diabetes in women. *Diabetes Care,* July 2008;31 (7):1311-1317.

[179] Sugar-sweetened and artificially sweetened beverages consumption and risk of type 2 diabetes in men. *The American J Clin Nutr,* June 2011; 93: 1321-1327.

[180] Sugar-sweetened beverages and risk of metobolic syndrome and type 2 diabetes: A meta-analysis. *Diabetes Care,* Nov. 2010; 33 (1):2477-2483.

[181] Fruit and vegetable intake and incidence of type 2 diabetes mellitus. Systemic review and meta-analysis. *BMJ*, Aug. 2010;341 (20):341 4229.

[182] Sugar-sweetened beverages, obesity, typr 2 diabetes mellitus, and cardiovascular risk. *Circulation*, March 2010; 121(23):1356-1364.

[183] H Wang, et al. Fructose induced insulin resistance and hypertension in rats. *Hypertension*, 1987;10: 512-516.

[184] Effect of Fructose feeding on insulin secretion and insulin action in the rat. *Metabolism*, 1980; 29:970-973.

12.
AŞIRI MİKTARDA MEYVE TÜKETME!

Soru:
Doğal meyve şekeri olan früktoz neden toksiktir?

Cevap:
Birçok bilimsel araştırma früktozun karaciğer yağlanmasını başlattığını ve insülin direncini artırdığını göstermiştir.[185] Örneğin, yapılan bir çalışmada yalnız früktoz ile beslenen bir grupta insülin düzeyi ve direncinin daha fazla arttığı bildirilmiştir.[186] Aşırı şekilde meyve tüketilmesinin ve früktozun, kalp ve böbrek hastalığına neden olduğu başka bir çalışma ile bildirilmiş ve früktozun direkt olarak kanda bulunan ürik asidi yükselttiği gösterilmiştir.[187, 188]

Bu çalışmada bütün şekerlerin aynı olmadığı, her şekerin insan vücuduna girince değişik etkileri olduğu vurgulanmıştır. Früktozun, diğer şekerlerden çok farklı olduğu en hızlı şekilde yağa dönüştüğü ve karaciğeri yağlandırdığı bildirilmiştir.[189]

Özellikle, şekerli içecekler kullanılarak yapılan önemli bir bilimsel çalışmada şekerli içeceklerin sağlıklı kişilerde dahi tansiyonu yükselttiği ve kan yağlarını alt üst ettiği gösterilmiştir.[190, 191, 192]

---

[185] Dirlewanger, et al. Effects of fructose on hepatic glucose metabolism in humans. *Am J Physiol Endocrinol.* Metab. 2000;279: E907-E911.

[186] Geddes L., Watch out for the for the wrong kind of sugar. *New Scientist* 2008; 2662:9.

[187] Johnson R.J., et al. Potential role of sugar (fructose) in the epidemic of hypertension, obesity and metabolic syndrome, diabetes, kidney disease and cardiovascular disease. *Am J Clin Nutr,* 2007; 86: 899-906.

[188] Reiser, et al. Blood lipids, lipoproteins, apoproteins, and uric acid in men fed diets containing fructose or high amylose cornstrach. *Am J Clin Nutr,* 1989; 49: 832-839.

[189] Edwards H.T., et al. Human respiratory quotients in relation to alveolar carbon dioxide and blood lactic acid after ingestion of glucose, fructose, or galactose. *J Nutr,* 1944;27:241-251.

[190] Brown C.M., et al. Fructose ingestion acutely elevates blood pressure in healthyyoung humans. *Am J Physiol Regul Integr Comp Physiol,* 2008; 294;R730-737.

[191] Hall F., et al. Blood lipid distiribution of hyperinsulinemic men consuming three levels of fructose. *Am J Clin Nutr,* 2000;37:740-748.

[192] Bantle, et al. Effects od dietary frructose on plasma lipids in healty subjects. *Am J Clin Nutr,* 2000; 72: 1128-1131.

Günde 5 öğün meyve önerisi nereden çıktı o zaman?

Ülkemizde birçok kişi diyabetli olduğunu bilmeden, mesela yaz aylarında her gün yarım karpuz, iki incir, bir salkım üzüm vb aynı anda yiyebilmektedir. Yurt dışında 17 yıl çalışmış ve yaşamış bir hekim olarak, oralarda karpuzun dilimlenerek paketlenip satıldığına şahit oldum. Oralarda bırakın 2-3 karpuzu, kimse tek bir karpuz dahi almasını bilmez, satılmaz zaten! Bizler taze üzümleri de kilolarla alır tüketiriz. Gerek İngiltere, gerekse ABD'de, üzümlerin tek bir salkım halinde paketlendiğine ve satıldığına şahit oldum. 3-4 arkadaş bir araya gelip bir üzüm salkımını tane tane paylaşarak yerler. Misafirlikte ise önünüze yalnız 4-5 adet üzüm tanesi ikram edilir.

İşte bu nedenle, günde 5 öğün meyve tüketilmelidir diye, şimdilerde tarih olmuş olan öneriler diyet listelerine girmiştir! Bu geçersiz öneri birçok diyette olduğu gibi kopya edilmiştir ama bu kopya çekilirken maalesef Türkiye'nin meyve cenneti olduğu, özelikle akşam yemekten sonra kilo ile meyve yeme alışkanlığı olduğu düşünülmemiştir.

Daha önce de vurguladığım gibi mevsiminde doğal olarak (hormonsuz, kimyasal ilaçsız, GDO'suz) yetişmiş ve sağlıklı ortamda, kimyasal koruyucu maddeler sıkılmadan (mumlanıp parlatılmadan) saklanıp satışa sunulan tüm meyveler sağlıklıdır. Ancak bu meyvelerin tüketim miktarları, zamanları ve şekilleri onları vücudumuz için sağlıklı veya sağlıksız hale getirebilir.

Örneğin gün boyunca başka tatlı ve şekerli bir yiyecek yememek koşuluyla sonbahar ve kış aylarında sabah kahvaltısında yenecek bir adet yerli muzda sakınca yoktur. Ancak aynı muz akşam yemeğinden sonra yenildiğinde yağ olarak depolanır.

Mesela yaz aylarında öğlen yemeği yerine küçük bir kâse çilek doğal yoğurt veya avuçiçi kadar beyaz peynirle yenirse vücut için sağlıklı olabilir. Ancak saat 19.00-20.00'ye kadar yenmiş olsa dahi yanında salatası ve ayranı ile birlikte yenen etli, sebzeli veya baklagilli bir yemeğin üstüne gene bir kâse çilek veya koca bir dilim (1/4 dilim) karpuz yendiğinde sağlıksız oluyor. Çünkü bu durumda vücut aldığı fazla enerjiyi direk depo yağlarına dönüştürüyor.

Bu noktada bir kez daha hatırlatmak isterim ki, domates, biber, salatalık, zeytin gibi yiyecekler de glisemik indeksleri düşük olduğu için en sağlıklı meyvelerdir, en sağlıklı karbondiratlardır ve doğal vitamin mineral yüklüdürler. Zaten hemen her öğünde salata niyetine yenen bu meyveler doğal meyve ihtiyacımızı karşılamaktadırlar.

Peki, neden diğer şekerler değil de özellikle meyve şekeri/nişasta şekeri olan früktoz karaciğeri en hızlı şekilde yağlandırıyor?

Meyve şekeri olan früktozun molekül yapısı, diğer şeker moleküllerinden oldukça farklıdır. Bu nedenle, vücuda girince diğer şekerlerden farklı olarak metabolize olmaktadır ve etkisi de farklı olmaktadır.[193, 194]

Enerji kaynağı olarak vücut früktozu kullanamaz, bu nedenle vücuda alındığı anda tüketim şekline göre ya yavaş olarak ya da ani olarak karaciğere gönderilir, karaciğerde trigliseridlere dönüştürülerek depo edilir. Meyveyi bütün olarak lifiyle yediğimiz zaman hazım süresi uzar ve meyvenin şekeri früktoz yavaş yavaş kana karışır, yavaş yavaş karaciğere gönderilir ve karaciğeri yormaz. Ancak aşırı miktarda ve sık yenildiği zaman karaciğer yağlanmasını artırdığı için insülin direncini başlatır. Yani bu noktada insülin direnci, kandaki insülin yüksekliğinden değil, dolaylı bir yoldan karaciğer yağlanması sonucu başlamış olur (vücutta insülin direnci iki nedenle başlar, birincisi kandaki şeker ve insülin yüksekliği, ikinci ise karaciğer yağlanması sonucudur). Bu sebeple zayıf kişilerde (kiloları normal olsa bile) bel çevrelerinin genişlemesi insülin direnci göstergesidir. Daha önce de ifade ettiğimiz gibi glisemik indeksi düşük meyveleri bütün olarak doğru zamanda ve az miktarda tükettiğimizde vücut için sağlıklıdır.

Meyve suyu ise sıvı olduğu için, içildiği anda emilimi çok hızlı olur, kana hızla karışır ve hemen karaciğere gönderilir. Karaciğerde hızla tirgliserid olarak depo edilir. İşte bu sebeple meyve suyu, meyveden farklı olarak daha hızlı şekilde karaciğeri yağlandırır.

Diğer bütün şekerler 6 halkalıdır, fakat früktoz 5 halkalı molekülü olan bir şekerdir. Früktoz alkol değildir ama alkol gibi 5 halkalı bir şekerdir.

Taze sıkılmış ya da hazır alınmış endüstriyel meyve suları, hızla kana geçer ve kan şekerini yükseltir. Ancak şeker früktoz olduğu için aşırı bir şekilde kan insülinini yükseltmez, çünkü diğer şekerler gibi değildir!

Biliyoruz ki, diğer şeker ve tatlıların etkisi ile kan şekeri yüksekliği sonucu pankreastan hızlı bir şekilde insülin salgılanmaktadır. Früktoz ise hemen insülin salgılanmasına neden olmaz. Kana geçer geçmez doğrudan karaciğere gider ve orada yağa dönüştürülerek depo edilir.[195] Alkole benzeyen früktozun, en hızlı bir şekilde karaciğeri yağlandırması bu nedenledir. Früktozun,

---

193 Nakamura M., University of Illinois At Urbana-Campain; U of I Study: Fructose Metabolism More Complicated than was Thought; December 2008.

194 Mayes. Intermediary diary metabolsm of fructose. *Am J Clin Nutr*, 1993;58:754S-765S.

195 Parker E. A., sweet problem; Princeton Researches Find that High-Fructose Corn Syrup Prompts Considerable More Weight Gain. *News at Princeton*, March 2010.

karaciğer için glikozdan 7-10 kat daha toksik olduğu bildirilmiştir. Früktozu vücudumuz enerji olarak kullanmaz. Früktoz beynimizi alkol gibi etkileyerek melekelerimizi altüst etmez. Ama früktoz, alkole bağlı olmayan karaciğer yağlanmasının nedenidir.[196]

Karaciğerin yağlanmasına neden olan früktozun insülin direncini başlattığı ve artırdığı birçok bilimsel çalışma ile gösterilmiştir.[197]

Obezite/diyabet hastalığının da insülin yüksekliği ve insülin direnci hastalığı olduğuna önceki bölümlerde değinmiştik. Görüyoruz ki früktoz yani meyve şekeri tek başına da karaciğer yağlanmasını ve bunun sonucu olarak da insülin direncini başlatmaktadır.

İnsülin direncini bu şekilde başlatan früktoz, genel olarak temel halk sağlığı sorunlarını da başlatmaktadır ve sağlığa son derece zararlıdır. Birçok hastalığa neden olmaktadır.[198]

Früktoz kan yağlarından trigliseridleri (VLDL) yükseltir. Kardiovasküler hastalıklar için risk faktörüdür.[199] Ayrıca ürik asidi yükseltir, gut hastalığı yapabilir.[200, 201]

Früktozun yani meyve şekerinin/nişasta şekerinin vücudumuzda toksik düzeyde olup olmadığını öğrenmek mümkün mü?

Tabii ki öğrenebiliriz, hem de son derece kolaylıkla... Kanımızda bulunan früktoz şekerini, kan şekeri olan dekstroz gibi ölçemiyoruz ama onunla son derece sıkı ilişki halinde olan ürik asidi basit bir kan testi ile ölçebiliyoruz. Bu alanda yapılmış olan son araştırmalara göre; ürik asidin normal kan değeri 3-5,5 mg/dl civarlarında olmalıdır.

Dr. Richard Johnson bu konunun uzmanıdır ve ürik asit değerlerinin erkeklerde 4 mg/dl, kadınlarda 3,5 mg/dl civarında olmasının normal olduğunu bildirmektedir. Dr. Johnson, kan ürik asit değerlerinin 5 mg/dl olmasını ise früktoz toksisitesi olarak bildirmektedir.

Yeri gelmişken, tükettiğimiz meyvelerin içerdiği früktoz miktarlarına bir göz atalım. Bu liste ortalama değerleri içeren bir göstergedir. Ancak, bir fi-

---

[196] Xiaosen O., et al. Fructose Consumption as a Risk Factor for Non-alcoholic Fatty Liver Disease. *J Hepatol*, 2008 June;48(6):993-999.

[197] Skerret P.J., Harvard Publications; Is Fructose Bad For You; April 2011.

[198] *Nutrients*, 2011 March; 3(3):341-369.

[199] Bantle JP, et al. Effects of dietary fructose on plasma lipids in healthy subjects. *Am j Clin Nutr*,72(5):1128-1134. PMID 11063439.

[200] Choi, et al. Soft drinks, fructose consumption, and risk of gout in men: prospective cohort study. *BMJ* 5 December; 2011.

[201] Gout surge blamed on sweet drinks. *BBC News*, 2008-02-01.

kir verme amacıyla kullanılmalıdır. Özellikle karaciğer yağlanması olan, göbek çevresi genişlemiş olan, obez olan, diyabetli olan, kalp hastası olan ve kilo vermek isteyenler meyve türlerine dikkat edecek olurlarsa, birçok hastamda olduğu gibi, karaciğer yağlanmaları ve göbek çevreleri gerileyecektir. Bunun yan etkisi olarak da, şikâyetleri giderek azalacak ve trigliseridleriyle birlikte, ürik asit değerleri de normale gelecektir.

Bütün meyveler aynı değildir, çeşitli meyvelerin früktoz içeriği farklıdır. Aşağıdaki listeye göz atıp, akşam yemeğini ekmeğiyle, pilavıyla, etli sebzesiyle, tatlısı ve şekerli Türk kahvesiyle iyice mideye indirdikten sonra televizyonun karşısına geçip geç saatlere kadar oturup arada bir tabak da meyve tüketirken, pankreas ve karaciğerinizi yorduğunuzu ve yağlandırdığınızı bir kez daha hatırlamanızı öneririm.

Meyvelerin değişik şeker miktarlarını Şekil-6'daki listede görebiliriz.

Şekil-6: Taze ve Kuru Meyvelerin İçerdiği Şeker Miktarları (gr)[202]

(100 gram meyve içindeki şeker değeri ve bunun metabolizmaya etkisi)

Taze Meyve	Toplam şeker	Glikoz	Galaktoz	Früktoz	Sükroz	Laktoz	Maltoz	Total Metabolik Früktoz
Elma	13.3	2.3		7.6	3.3			9.3
Kayısı	9.3	1.6		0.7	5.2		3.1	3.3
Muz	15.6	4.2		2.7	6.5			6
Böğürtlen	8.1	3.1		4.1	0.4			4.3
Yaban mersini	7.3	3.5		3.6	0.2			3.7
Kavun	8.7	1.2		1.8	5.4			4.5
Kiraz, tatlı	14.6	8.1		6.2	0.2		1.3	6.3
Vişne	8.1	4.2		3.3	0.5			3.6
Incir	6.9	3.7		2.8	0.4			3
Pembe greyfurt	6.2	1.3		1.2	3.4			2.9
Beyaz greyfurt	6.2	1.3		1.2	3.4			2.9
Üzüm	18.1	6.5	0.4	7.6			0.1	7.6
Kivi	10.5	5		4.3	1.1			4.9
Limon	2.5	1		0.8	0.6			1.1
Yeşil limon	0.4	0.2		0.2				0.2
Mango	14.8	0.7		2.9	9.9			7.9
Şeftali	8.5	1.2			6.2			3.1
Portakal	9.2	2.2		2.5	4.2			4.6
Şeftali	8.7	1.2		1.3	5.6			4.1
Armut	10.5	1.9		6.4	1.8			7.3
Ananas	11.9	2.9		2.1	3.1			3.7
Mürdüm eriği	7.5	2.7		1.8	3			3.3
Nar	10.1	5		4.7	0.4			4.9
Ahududu	9.5	3.5		3.2	2.8		1	4.6
Çilek	5.8	2.2		2.5	1			3
Mandalina	7.7							
Domates	2.8	1.1		1.4				1.4
Karpuz	9	1.6		3.3	3.6			5.1
Kurutulmuş Meyve	**Toplam Şeker**	**Glikoz**	**Galaktoz**	**Früktoz**	**Sükroz**	**Laktoz**	**Maltoz**	**Total Metabolik Früktoz**
Hurma	64.2				44.6			22.3
Kuru kayısı	38.9	20.3		12.2	6.4			15.4
Kuru incir	62.3	26.9	3.9	24.4	6.1			27.5
Kuru mürdüm eriği	44	28.7		14.8	0.5			15.1
Kuru siyah üzüm	65	31.2		33.8				33.8
Çekirdeksiz beyaz üzüm kurusu	70.6	32.7		37.1	0.8			37.5
Kuş üzümü	70.6	32.7		37.1	0.8			37.5

[202] http://thepaleodiet.com/fruits-and-sugars/

Kısadan hisse:

Besin ve gıda endüstrisinde, nişastadan elde edilen kristalize früktoz, tatlandırıcı ve lezzet verici olarak kullanılmaktadır. Hazır ve paketlenmiş yiyeceklerin içinde (tatlı ya da tuzlu olsun), nişastadan elde edilen früktoz şekeri kullanılmaktadır. Bu tür şeker, sofra şekeri olan sükrozdan çok daha ucuzdur ve daha fazla tatlandırıcı özelliği vardır. Az miktarda kullanıldığı zaman dahi tatlandırıcı etkisi yoğun olmaktadır. Bu nedenle, besin ve gıda endüstrisi bu toksik maddeyi maalesef bol bol kullanmaktadır.

İşte bu nedenlerden dolayı, obezite/diyabet/kalp hastalıklarına davetiye çıkarabilen, hazır ve işlenmiş gıdaları elimizden geldiği kadar tüketmememiz gerekmektedir. Yavaş yavaş azaltarak her türlü işlenmiş şekerden uzaklaşır, evimize, mutfağımıza, ağzımıza sokmazsak, *Karatay Mutfağı* kitabındaki tarifleri uygulayarak beslenmeye çalışırsak ciddi bir halk sağlığı sorunu olan obezite, diyabet ve kalp hastalığı gibi dejeneratif kronik hastalıklarından kurtuluruz. Aynı zamanda, bu hastalıklara yakalanmayı da önlemiş oluruz.

13.
DOĞAL DİYE BALA VE PEKMEZE SALDIRMA!

Soru:
Bal ve pekmez de zararlı mıdır?

Cevap:
Bu sorunun iki cevabı vardır. Birincisi günümüzde gelinen şartlar itibari ile artık hakiki doğal bal kaldığına inanmak gerçekten zor. İkincisi bilimsel araştırmalara göre doğal bal da, saf ve suda erimiş şekerden farklı bir besin değildir. Doğallığının tek faydası içinde bulunan C vitaminidir.[203]

100 gr doğal balın içeriği şöyledir:
→ Total şeker miktarı (ortalama): 80 gr
→ Früktoz: 38,2 gr
→ Glikoz: 31,3 gr
→ Sükroz: 0,7 gr
→ Diğer şekerler: 8,6 gr
→ Su: 17 gr
→ Protein, aminoasit: 0,3 gr
→ Mineral: 0,2 gr
→ Diğer asitler (asetik asit, sitrik asit vb): 0,5 gr

Bal, günümüz şartlarında yapılan arıcılık uygulamaları sonucunda, arıcıların ve dolayısı ile arıların ürettiği bir şeker haline gelmiştir. Şeker ise önceki bölümlerde belirttiğimiz gibi en tatlı zehirdir ve insülin direncini başlatan bir besindir. Çocuk ve gençlerde bile şişmanlığın ve yağlanmanın nedeni olabilir. Bebeklerde ve çocuklarda diğer şekerler gibi diş çürüğüne sebep olabilir. Şeker

[203] Bogdanov, S., et al., Honey for Nutrition and Health: A Review. *J Am Coll Nutr*. 2008. 27:677-689.

ve tatlılar bağımlılık yapan besinlerdir. Bal yarı sıvı olduğu için içerdiği şekerler, özellikle 'früktoz' hızlı şekilde emilerek kana geçer! Trigliseridleri anında yükseltir. Özellikle göbeği yağlı, beli kalın olan kişilerin hiç tüketmemesinde fayda vardır.

Ancak kilo vermiş ya da kilo problemi olmayanlar ve günde 5 km yol yürüyerek düzenli hareket edenler, bal yemek istiyorlarsa tamamen doğal (gerçek) bal temin edebilirlerse çok az miktarda tüketebilirler. Zaten hepimizin bildiği gibi, peteği ile birlikte tamamen arıların yaptığı gerçek doğal balı isteseniz de 1 tatlı kaşığından fazla yiyemezsiniz!

Pekmez ise meyve suyunun kaynatılması ile elde edildiği için, şeker yükü çok fazladır. Çocuklara, gençlere, kalp-damar hastalarına, diyabet hastalarına ve gebelere her zaman düşük glisemik indeksli olan kuruyemiş ve kuru meyveleri tüketmelerini öneriyorum.

Doğal olsun olmasın bütün şeker çeşitlerinin, aşırı miktarda tüketildiğinde serbest oksijen radikallerinin meydana gelmesine ve hücrelerimizin şekerlenmesine, karamalize olmasına neden olduğunu biliyoruz.

Doğal ya da yapay her türlü şeker karbonhidrattır. Son zamanlarda yapılan hücrebilimi çalışmaları ile karbonhidratların organizmada neden olduğu sağlık sorunlarını gün ışığına çıkarmıştır. Bu bağlamda 1 molekül karbonhidratın vücutta 190 molekül su tuttuğu gösterilmiştir.[204]

Karbonhidratların obezite, diyabet, kalp ve tansiyon hastaları için zararlı olmasının önemli bir nedeni de budur. Vücutta fazla miktarda biriken su, hücrelerimizin sağlıklı bir şekilde çalışmasını engellemektedir. Beynimizde de su biriktiğinden, kafamız dinçliğini kaybetmekte, uyku hali, baş ağrıları devreye girmektedir. Düşüncelerimiz adeta bulanıklaşmaktadır. Bu nedenle, senelerden beri bizim Anadolu'muzda 'ekmek ahmağı' diye bir söz halk arasında kullanılmaktadır!

Kardiyolog William Davis, 2011 yılında yayınlanmış olan *Wheat Belly* adlı kitabında, buğday göbeğinin, insülin direncinin, metabolik sendromun, prediyabetin (gizli şeker) ve diyabet hastalığının nedenlerini bilimsel verilere dayanarak açıklamaktadır. Kardiyolog Davis, adı geçen kitabında *"İki dilim tam buğday ekmeği, iki çorba kaşığı toz şekerden daha fazla oranda kan şekerini yükseltir"* demektedir.[205]

Karbonhidratlar, ayrıca insülin hormonunu salgılanmasına neden olduklarından dolayı, bu yolla da vücudumuza zararlı olmaktadırlar.

Doğada birçok çeşit şeker bulunur. Birçoğunun yapısında değişik oranlarda früktoz ile birlikte bildiğimiz glikoz bulunmaktadır. Früktozun tüm şekerler

---

[204] Groves B. *Trick and Treat*, 2008 Pub. Hammersith Press Limited, 14 Greville Street, London, ECIN 8SB UK.
[205] Davis W., *Wheat Belly*. Rodale Books. 2011. Rodale Inc. 733 Third Avenue, New York, NY 100017, USA.

içinde en toksik ve sağlığımıza en zararlı şeker çeşidi olduğu senlerce önce bildirilmiştir.[206]

Bu noktada balda da C vitamini olduğu için, vücudumuz için önemli olan C vitamini ile ilgili bir örnek vermek istiyorum. C vitamini, glikoz molekülüne çok yakındır ve bu molekülden üretilir. Kandaki şeker de bildiğimiz gibi bağışıklık sistemini (immun sistemi) baskılar, serbest oksijen radikallerini artırır. İşte bu sebeple şekerin aşırı olarak bünyeye girmesi ve kanda uzun süre yüksek kalması, C vitamininin etkisini ortadan kaldırıyor.

C vitamini, kuvvetli bir antioksidandır; beyaz kan hücrelerinin içine girer ve bu hücrelerin bakteri ve virüslerle savaşmasını sağlar. Beyaz kan hücreleri, mikrop ve virüsleri içine alarak onları öldürür ve kan dolaşımından bu mikropları temizler. Tıp dilinde buna 'fagositoz' denir. Vücutta en çok onların içinde C vitamini vardır!

Özellikle bağışıklık sistemimizin savaşçı askerleri olan bu akyuvarların içine girebilmek için, C vitaminiyle şeker birbiriyle yarışıyor. Şeker beyaz kan hücrelerine girdiği zaman, C vitamini hücre içine giremiyor.

Kan şekeri 120 mg/dl civarında olduğunda, akyuvarların mikropları öldürme gücü yüzde 75 azalıyor. Mikroplarla mücadele eden akyuvarlarımızın içinde yüksek doz C vitamini bulunması lazım ki, görevlerini yapabilsinler. Şekerle beraber aynı enzimi kullanarak akyuvarların içine girdikleri için, şeker uzun süre vücutta yüksek olarak kalırsa (C vitamini çabucak vücuttan atıldığı için), C vitamini lökositlerin yani akyuvarların içine giremiyor ve sonuç olarak akyuvarlar da görevlerini yapamıyor. Kan şekerleri devamlı olarak yüksek seyreden diyabet hastalarının yaraların kapanmaması, enfeksiyonlardan kurtulamamaları, sık sık hasta olmaları ve ayak yaralarının kapanmaması, diyabetik ayak ve kangren gelişmesi bu nedenlere bağlıdır.

Doğada bulunan şeker çeşitleri nelerdir, yapıları nasıldır?

1. Glikoz: Basit şekerdir yani tek moleküldür (beş karbonlu tek moleküldür). Şeker kamışından ve şeker pancarından elde edilen şeker bu gruba örnektir. Bildiğimiz kan şekeri de glikozdur.
2. Früktoz: Meyve şekeridir. Basit şekerdir yani tek moleküldür (altı karbonlu tek moleküldür).
3. Galaktoz: Süt şekeridir. Basit şekerdir yani tek moleküldür.
4. Maltoz: Tahıllarda bulunan şekerdir.

[206] Hallfrisch J., Metabolic effects of dietary fructose. *Faseb J* 1990; 4:2652-2660.

5. Laktoz: İnek sütünde ve ana sütünde bulunan şekerdir. Kompleks şekerdir. 1 molekül galaktoz + 1 molekül glikozdan meydana gelir.
6. Bal: Yüzde 60 früktoz + yüzde 40 glikozdan meydana gelmektedir.
7. Çay şekeri: Sükrozdur. 1 molekül früktoz + 1 molekül glikozdan meydana gelmektedir.
8. Esmer şeker: Sükrozdur.1 molekül früktoz + 1 molekül glikozdan meydana gelmektedir
9. Sükraloz: Yapay bir tatlandırıcıdır.
10. Mısır şurubu: Yüksek früktoz içeren, mısır nişastasından elde edilen en tehlikeli yapay şekerdir.

14.
YAPAY TATLANDIRICI TUZAĞINA DÜŞME!

Soru:
Yapay tatlandırıcılar da zararlı mı?

Cevap:
Evet, yapay tatlandırıcılar da, doğal olsun ya da olmasın zarar verebilir! İçinde aspartam olan da, sakarin olan da, sükraloz olan da aynı... Mesela ASPARTAM VE SAKARİN İÇERMEZ DİYE PAZARLANAN, SÜKRALOZ BAZLI TATLANDIRICILAR, SOFRA ŞEKERİNDEN 600 KEZ DAHA TATLIDIR.[207] Ayrıca dekstroz ve maltodextrin denilen şekerleri yani karbonhidratları içermektedir. 200 gr kadar sükraloz bazlı bir tatlandırıcı 96 kalori ve 32 gr şeker (karbonhidrat) içermektedir. Obezlere/diyabetli hastalara ve kilo vermek isteyenlere önerildiğinden dolayı, maalesef, iç rahatlığıyla günde 200 gr kadar yapay tatlandırıcı kullanılabiliyor. Ancak, hastalar zararlı birçok kimyasal maddeyi tükettiklerinin farkında bile değiller.[208] Bu hastalar da yapay tatlandırıcılar ile zehirlenmekteler! Bu nedenle, Karatay Diyeti'nde yapay tatlandırıcılar da yer almaz!

Her gün 10-15 bardak çay içilen ülkemizde, çayla birlikte tüketilen çay şekeri ya da yapay tatlandırıcı miktarı aşırı düzeyde olmaktadır. Ortalama her çay bardağına 2-3 adet küp şeker ya da 1 adet yapay tatlandırıcı atıldığını düşünecek olursak, bir günde organizmaya sadece çay içmekle ne kadar fazla sükroz yani diğer bir deyişle glikoz+früktoz ya da sükraloz girdiğini görürüz.

Kıssadan hisse:
Her türlü şeker, tatlı, yapay tatlandırıcı tüketimi, vücutta serbest oksijen radikallerinin fazla miktarda üretilmesine neden olmaktadır. Serbest oksijen

---

[207] Miller J.B., Powell K.F., et al, *The New Glucose Revolution: for Diabetes. The Definitive Guide to Managing Diabetes and Prediabetes Using The Glycemic İndex*, Published by Da Capo Press, 11 Cambridge Center, Cambridge, MA 02142, USA, 2009

[208] www.medicinenet.com/artificial_sweeteners.

radikalleri, tüm vücuttaki hücrelerde OKSİDATİF STRES yani genel bir mikropsuz yangı dediğimiz inflamasyonun başlamasının nedenidir.[209]

Bu nedenle früktozun, doğal bir antioksidan olan kan kolesterolünü de yükselttiği bildirilmiştir.[210] Bunun yanında bütün gün sık aralıklarla yenen meyve ve ekmekleri, pilav ve unlu mamulleri, çok sık tüketilen meyve sularını ekleyecek olursak, karaciğerimizin neden yağlandığını, neden kilo aldığımızı, neden göbek çevremizin genişlediğini anlamak zor değildir!

Tekrarlıyorum! Kan şekerimiz herhangi bir rafine karbonhidrat tükettikten sonra hemen yükselir ve pankreasımız, beta hücrelerinden insülin hormonunun salgılanmasına neden olur. Uzun süre devamlı olarak şeker, tatlı, rafine karbonhidratların tüketilmesi sonucu, insülin hormonun yükselmesi ve yüksek kalması da başlı başına ve bağımsız bir şekilde, diyabet, obezite ve kalp hastalıklarına neden olabilir.

Şekil-7:
Kan Şekerini Hızla Yükselten Yüksek Glisemik İndeksli Yiyeceklerin Metabolizmayı Tahrip Yolculuğu

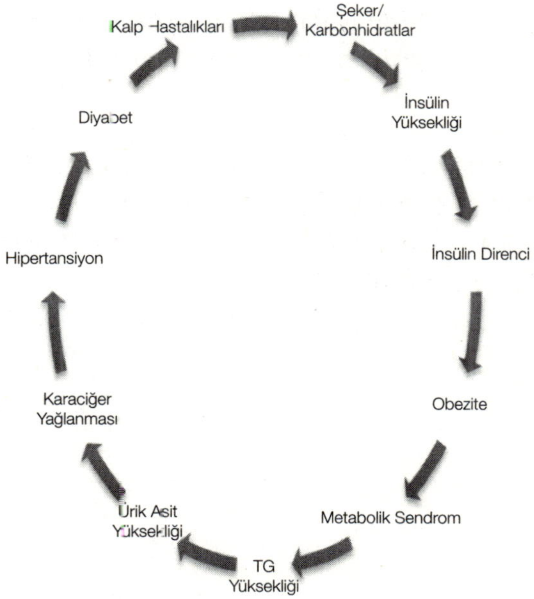

[209] Johnson R.J., et al. Potential role of sugar (fructose) in the epidemic of hypertension, obesity, and the metabolic syndrome, diabetes, kidney disease and cardiovascular disease. *Am J Clin Nutr* 2007;86:899-906.
[210] Barry G., *Trick and Treat: how 'healthy eating' is making us ill*, pg:136. Hammersmith Press Limited, 14 Greville Street, London, ECIN 8 SB.

- İNSÜLİN HORMONU YÜKSEKLİĞİ
- İNSÜLİN DİRENCİ HASTALIĞI
- METABOLİK SENDROM
- SENDROM X
- TRİGLİSERD YÜKSEKLİĞİ
- ÜRİK ASİT YÜKSEKLİĞİ
- KARACİĞER YAĞLANMASI (KOLA GÖBEĞİ, FRÜKTOZ GÖBEĞİ, ALKOL GÖBEĞİ, BUĞDAY GÖBEĞİ)
- DİYABET
- KALP HASTALIKLARI
- HİPERTANSİYON
- OBEZİTE

Gördüğümüz gibi, bütün bu saydığımız çeşitli ve değişik sandığımız hastalık ve belirtiler bir tek metabolizma bozukluğunu, yani karbonhidrat metabolizması bozukluğunu ifade etmektedir. Hiçbiri birbirinden farklı değildir. Hepsinin de ana nedeni, başlamasının temel sebebi tektir! Yani uzun süre, kronik olarak kan şekeri ve insülin hormonunun yükselmesi ve yüksek değerlerde kalmasıdır. Yüksek kan şekerinin karamelize olmasıdır.

Kıssadan hisse:

KARATAY DİYETİ = İNSÜLİN DİRENCİNİ KIRMA DİYETİ = GENÇ KALIP SAĞLIKLI, UZUN YAŞAMA DİYETİDİR.

Şekil-7'de SIRALADIĞIMIZ HASTALIK VE BELİRTİLERİ ÖNLEME, DÜZELTME, İYİLEŞTİRME DİYETİDİR!

15.
SIK SIK YEMEK YEME!

Soru:
Sık sık yemek niçin zararlı?

Cevap:
Önceki bölümlerde belirttiğimiz gibi insülin hormonu, kan şekerinin yakıt olarak kullanılmasını ve kullanılmayan fazla kısmının da trigliserid, YANİ YAĞ olarak (ileride kullanılmak amacıyla) depo edilmesini sağlar. YAĞLARI DEPOLAYAN TEK HORMON İNSÜLİNDİR!

Yemek yedikten sonra ya da sık sık bir şeyler yediğimizde, kan şekerimizle birlikte insülinimiz de yükselmektedir. Sık sık yemeye devam ettikçe, doğal olarak, kanımızda insülin hormonu sık sık yükselecek ve devamlı yüksek düzeylerde kalacaktır.

Yakıt olarak kullanılmamış olan fazla kan şekerimiz, sürekli yüksek olan kan insülini sayesinde, yağ olarak (trigliserid) depoya gönderilecektir.

Bu nedenle, sık sık yemek yediğimiz zaman enerjimiz artmış olsa bile, artmış olan bu enerji yağların yanması için değil de, depolanması için kullanılmaktadır. Bu süreç devam ettiği müddetçe de kilo vermemiz ve şekerimizin düşmesi imkânsız hale gelmektedir.[211]

Sık sık yemek yediğimiz zaman kan şekerimiz, kan insülinimiz düşmez ve hiçbir zaman kalıcı kilo veremeyiz. Tam aksine, insülin direncimizi artırarak (aç kalırken kilo vermiş gibi görünsek de) normal yemeye dönünce fazlasıyla kilo almaya devam ederiz.

Sık yemek yediğimiz zaman ya da sık sık bir şeyler atıştırdığımızda, devamlı olarak insülin hormonunun salgılanacağını biliyoruz. Düzenli bir şekilde spor ve egzersiz yapmadığımız için, yiyeceklerle yükselen kan şekerimiz harcanamayacak ve trigliseridlere yani depo yağa dönüştürülerek, depo edilecektir.

[211] Heini A.F., et al., Association of leptin and hunger-satiety ratings in obese women. *Int J Obes Relat Metab Disord*, 1998 Nov;22(11):1084-7.

ARA ÖĞÜN YİYEREK DİYET YAPMAKTA OLAN KİŞİLERİN, YAVAŞ YAVAŞ (VERDİKLERİNDEN DAHA FAZLA) KİLO ALMALARININ NEDENİ, SIK SIK ARA ÖĞÜN YEMELERİNİN SONUCU KANLARINDA İNSÜLİN HORMONUNUN GİDEREK YÜKSELMESİ VE YÜKSEK OLARAK KALMASIDIR.

Sık sık yemek yemek metabolizmamızı hızlandırmaz mı?

Tabii ki hızlandırır, ancak sık sık yemek yediğimiz zaman kan şekerimiz ve insülinimiz de sürekli olarak yükselmekte ve yüksek kalmaktadır. Kan insülin değerlerinin normal düzeylere inmesine zaman ve imkân verilmemektedir. Dolayısıyla bu şekilde KISA BİR SÜRE HIZLI çalışan metabolizma ve yüksek kan insülin değerleri, yağların yıkılmasını değil de, yağların SÜREKLİ OLARAK depoya gönderilmesini sağlar. Yağların depo edilmeleri sırasında da, depolarda birikmiş olan yağların enerji olarak kullanılmaları mümkün değildir! Dolayısıyla yağların enerji olarak kullanılması sürekli bir şekilde engellenmektedir!

Ayrıca, yüksek insülin hormonu, karaciğerden fazla kolesterol yapılmasını da artırır, HDL denilen faydalı kan kolesterolünü düşürür ve kanı yoğunlaştırarak, kanın pıhtılaşmasını, kan hücrelerinden trombositlerin yapışkanlıklarını artırarak kümeleşmelerini ve damarların tıkanmasını kolaylaştırır. Bilimsel olarak, biz buna 'trombositlerin agregasyonunu artırır' demekteyiz. Yani, insülin yüksekliği, kanı sulandırmak için verilen ilaçların tam aksine etki gösterir.

Sonuç:
Depo edilmiş olan yağların yakıt olarak kullanılması, yani yıkılması ve kilo verebilmemiz, fizik aktivitenin artırılması ile birlikte, İNSÜLİN/LEPTİN hormonlarının normal bir şekilde görevini yapması sayesindedir.

16.
LEPTİNLE TANIŞ, ONA YARDIM ET!

Soru:
Leptin hormonu nedir?

Cevap:

LEPTİN HORMONU, vücuttaki depo yağları olan beyaz yağ hücrelerinden salgılanan ve insan vücudunda beyaz yağ hücreleri tarafından depo edilen, 1994 yılında keşfedilmiş yeni bir hormondur. Leptin adı eski Yunanca olan 'leptos ve thin=ince' kelimelerinden alınmıştır. Tokluk hissini veren, açlığımızı bastıran bir hormondur. Yediklerimizin yeterli olup olmadığını, vücudumuzda yeterli enerji ve yakıt bulunup bulunmadığını beynimize ileten önemli bir hormondur.

Leptin hormonu, insülin hormonu ile birlikte vücudumuzun yakıt ve enerji düzeyini ve enerji harcamasını idare eder, düzenler. Leptin, bütün diğer hormonları kontrol eden bir hormondur. Şöyle ki, vücutta bulunan bütün hormonlar, leptin olmadan çalışamazlar, fakat leptin diğer bütün hormonlar olmadan da çalışabilir. Organizmada görev yapan bütün hormonlar arasında en son keşfedilmiş olan leptin, bir gemiyi yüzdüren birinci kaptanın görevini yürütür.[212, 213]

İnsülin ve leptin hormonları birlikte ve uyum içinde nasıl çalışıyor, leptin kilo vermemizi nasıl sağlıyor?

Normal şartlarda ağzımıza bir lokma koyduğumuz andan itibaren kan şekerimiz ve insülinimiz birlikte yükselmeye başlar demiştik. Yükselen insülin, organizmada bulunan beyaz yağ hücrelerinden leptinin salgılanmasını başlatır.

---

[212] Arch J.E., Central regulation of energy balance: inputs,outputs and Leptin resistance. *Proc. Nutr Soc*,2005 Feb;64(1):39-46.

[213] Havel PJ., Role of adipose tissue in body-weight regulation mechanisms regulating Leptin production and energy balance. *Proc.Nutr Soc*, 2000 Aug;59(3):359-70.

Beyaz yağ hücrelerinden (göbek yağı, karaciğer yağı, iç organ yağları) salgılanan ve kana geçen leptin de, pankreasın beta hücrelerine etki ederek insülinin salgılanmasını durdurur.

İNSÜLİNİN SALGILANMASI ENGELLENİNCE, KAN ŞEKERİNİN YAĞ OLARAK DEPOLANMASI DURACAK, KAN ŞEKERİ DÜZEYİ BİRDENBİRE DÜŞMEYECEK (YANİ HİPOGLİSEMİ GELİŞMEYECEK) VE TOKLUK HİSSİ DEVAM EDECEKTİR. Ancak sık sık bir şeyler atıştırılması ya da çok büyük porsiyonlar halinde rafine karbonhidrat ve şekerlerin (yüksek glisemik indeksli yiyeceklerin) tüketilmesi sonucu insülin fazla miktarda salgılanacağı için, kan insülin düzeyi uzun süre yüksek olarak kalacaktır. İnsülinin sürekli olarak salgılanması, leptinin de sürekli olarak salgılanmasına neden olur. İnsülin ve leptin hormonlarının dolaşımda uzun süre yüksek olarak kalması, bütün dokularda bulunan insülin ve leptin komutlarını algılayacak olan hücrelerin (reseptörlerin), bu komutları işitemez hale gelmelerine neden olur.

Sonuç olarak leptin, pankreasta bulunan beta hücrelerine etki edemez ve insülinin salgılanmasını engelleyemez, çünkü pankreasta insülin salgılayan beta hücreler de leptinin mesajlarını duyamaz hale gelmiştir (kandaki şekerin yükselmesi sonucu hücre içi proteinlerle birleşerek kristalize olması ve hücrelerde fonksiyon bozukluğu oluşması).

İnsülin anahtarı, ne kadar yüksek olursa olsun, artık tüm vücut hücrelerinde bulunan şeker kapılarını açamamaktadır.

Nasıl ki, kulağı az işiten bir insanla konuşurken, sesimizi duyurmak amacıyla bağırarak konuşursak, aynı şekilde insülin ve leptin de seslerini duyurabilmek için bu sefer salgılanmalarını giderek artırırlar. Kan insülin ve leptin seviyelerinin giderek yükselmesine rağmen, dokular, her iki hormonun da mesajlarını algılayamaz durumda olduklarından, normal bir şekilde fonksiyonlarını yürütemezler.

Leptinin mesajını algılayamayan, pankreasta bulunan beta hücreleri de insülin salgılamaya ara vermeden devam edeceğinden, yağların depolanması da sürekli bir şekilde devam edecektir. Bu durumda, ne kadar az yesek de, yavaş yavaş yağlarımız ve de kilomuz giderek artacaktır ve kan şekerimiz yüksek olarak kalacaktır!

BÜTÜN VÜCUT DOKULARIMIZDA DA, BEYNİMİZDE, KARACİĞER VE PANKREASTA, KALP VE BÜTÜN KASLARIMIZDA GELİŞMİŞ OLAN BU 'EMİRLERİ ALGILAYAMAMA DURUMUNA', BİLİMSEL OLARAK İNSÜLİN VE LEPTİN DİRENCİ ADINI VERİYORUZ. Diğer bir deyişle hiperinsülinemik hastalık diyoruz.[214]

---

[214] Bank S.A., et al., Triglycerides induce leptin resistance at blood-brain barrier. *Diabetes* 2004 May;53(5):253-60.

İleri yaşlarda görülen hastalıklara DEJENERATİF HASTALIKLAR denilmektedir. Bu hastalıkların ortaya çıkması karbonhidrat metabolizması bozukluğu sonucu olmaktadır. Karbonhidrat metabolizması bozukluğunun kökünde ve temelinde de, yukarıda anlatmış olduğumuz insülin ve leptin direnci ana ve temel neden olarak bulunmaktadır.

AŞAĞIDA VERİLEN LİSTEDE BULUNAN BÜTÜN HASTALIKLARIN TEMELİNDE KAN ŞEKERİNİN VE İNSÜLİNİN YÜKSEKLİĞİ YATMAKTADIR!

- İnsülin hormonu yüksekliği
- İnsülin direnci hastalığı
- Metabolik sendrom[215]
- Sendrom X
- Diyabet
- Kalp hastalıkları
- Ürik asit yüksekliği
- Tansiyon yüksekliği
- Trigliseridlerin yüksekliği
- Göbek yağlanması ve çevresinin genişlemesi
- Karaciğer ve pankreas yağlanması

Sonuç:

Obezite/diyabet/kalp ve damar hastalıkları/bütün metabolizma bozukluğu ve kronik dejeneratif hastalıkların temeli aynıdır.

Değişik isimlerle hastalık tablosu olarak tanımlanmaları, metabolik bozuklukların teker teker ele alınmasından dolayı birbiriyle ilişkisinin olmadığının sanılmasındandır! Örneğin kanda şeker metabolizma bozukluğu senelerce sinsice devam ettikten sonra, Tip-2 diyabet dediğimiz şeker hastalığı olarak ortaya çıkar. Bu sırada sinsice gelişmekte olan ADRENALİN DİRENCİ sonucu kan basıncı yükselir.[216, 217]

Önemli olan bir nokta da, yukarıda saydığımız hastalıkların tümünün hastalık ya da sendrom olmadığıdır. Bütün bu hastalık sandığımız belirtiler, organizmada uzun süreden beri devam etmekte olan metabolik bir bozukluğun göstergesidir, belirtisidir. Bilimsel olarak, uzun süreden beri devam eden metabolik bozukluğun birer semptomudurlar.

---

215 Stephanie S, et al. Is the metaboliz syndrome caused by a high fructose, and relatively low fat, low cholesterol diet? *Arch Med Sci* 2011; 7,1:8-20.

216 Tsuda K., et al., Leptin and membrane fluidity of erythrocytes in essential hypertension. *Am J Hyperten*, 2004 Apr;17(4):375-9.

217 Pantanetti P., et al., Adipose tissue as an endocrine organ? A review of recent data related to cardiovascular complications of endocrine dysfunction. *Clin Exp Hypertens*, 2004 May;26(4):387-98.

Asıl önemli olan ikinci bir nokta da, bu klinik belirti ve semptomların ailesel, kalıtsal ya da konjenital olmadığı, içsel ve dış etkenlerle yalnız ileri yaşlarda değil, gençler ve çocuklarda da yanlış yaşama ve yanlış beslenme sonucu ortaya çıktığıdır.

Bu nedenle, önemle vurgulanması gereken diğer bir nokta da, saydığımız bütün dejeneratif hastalıkların ÖNLENEBİLİR, GİDERİLEBİLİR VE DÜZELTİLEBİLİR hastalıklar olduklarıdır. Gerek obezite/diyabet hastalığı, gerekse kalp ve damar hastalıkları ve bunların sonucu ortaya çıkan tüm komplikasyonlar önlenebilmektedir. Bu konuyu hatırlamamız son derece önemlidir!

İnsan vücudu son derece karmaşık, son derece kompleks, binlerce enzim ve hormonun, ruhsal ve fiziksel durumun etkilediği biyolojik bir yapıdır! Vücudu yöneten hormon ve enzimlerde meydana gelen en ufak bir bozukluk, domino etkisi yaratarak diğer bozukluklara neden olmaktadır.

Metabolik bozuklukları başlatmamak kendi elimizdedir! Aynı zamanda, bozulmuş olan metabolik bozuklukları düzeltmek, yukarıda saymış olduğumuz hastalık belirtilerini geriletmek hatta ortadan kaldırmak da kendi elimizdedir.

Karatay Diyeti önerilerini ve *Karatay Mutfağı* kitabındaki tarifleri uygulamakla, karaciğer ve pankreas yağlanmasının önüne geçmek mümkün olacaktır. Bu önerilerin uygulanması sonucunda kan şekeri, insülin, HbA1c, ürik asit ve trigliserid düzeylerimiz normal düzeye inecektir.

Kan yağlarının alt üst olması gibi genel belirtiler düzelecektir.

Birçok bilimsel araştırma bu hastalıkları aşırı früktoz, şekerli içecekler, suni tatlandırıcılar, gazlı içecekler, buzlu çaylar, enerji içecekleri, tatlı ve şekerleme tüketmeye bağlamaktadır. Bütün bu yiyecek ve içecekler insülin direncini artırmaktadır.

2005 yılında, Amerikan Kalp Derneği'nin yayınladığı önemli bir bilimsel dergi olan *American Journal of Cardiology*' deki bir çalışmada, hekimlerin yetersiz bilgileri sonucu, diyabet hastalarını yanlış bilgilendirildikleri, yapılan tedaviler ile diyabet komplikasyonlarının artırıldığı bildirilmiştir.[218]

---

[218] Sanchez C.D., et al. Diabetes-related knowlege, atherosclerosic risk factor control, and outcomes in acute coronary syndromes. *Am J Cardiol*, 2005;95:1290-1294.

17. METABOLİZMANDAKİ BOZUKLUKLARI DÜZELT!

Soru:
Metabolik sendrom hastalık değil, dediniz, o zaman anlamı nedir?

Cevap:

Yukarıda da değindiğimiz gibi, metabolik sendrom, karbonhidrat metabolizmasının bozulduğunu gösteren, çeşitli belirtilerin aynı anda, bir arada bulunması ve görülmesidir.

"Benim metabolik sendromum var" demek, "Benim metabolizmamda birçok dengesizlik ve bozukluk meydana gelmiştir" demektir.

Bu nedenle bilimadamları tam manasıyla bir araya gelip bu konuda anlaşabilmiş değillerdir. Çünkü belirtilerden herhangi biri bile bulunmuş olsa, o kişide hücresel ve hormonal düzeyde ciddi bozukluklar oluşmuştur zaten.

Metabolik sendrom ya da sendrom X ya da insülin direnci ya da obezite ya da diyabet ya da kalp damar hastalıkları vb gibi saydığımız belirtilerin görülmesi, bir buz dağının tepesidir! Altında binlerce sistemde işlem ve metabolik bozukluk uzun süreden beri, yani senelerden beri devam edegelmektedir.

Gözümüzle görebildiğimiz en önemli klinik belirti, daha önce de söylemiş olduğumuz gibi bel çevresinin giderek genişlemesi ve göbek yağlanmasıdır. Bel çevresinin giderek genişlemesini anlamak için hekim olmak ya da hekime gitmek gerekmez, bunun normal bir gelişme olmadığını herkes gözleyebilir. Göbek çevresinin genişlemesi ve karaciğer yağlanmasının temel ve ana nedeni de, kan şekerinin ve kan insülinin yüksek olmasıdır, yani karbonhidrat metabolizması alt üst olmuştur ve tren çoktan raydan çıkmıştır.

METABOLİK SENDROM ifadesini ilk kez 1977 yılında Alman bilimadamı Haller kullanmıştır.[219] Haller, obezite, diyabet, kan yağlarının yüksekliği,

[219] Haller H., (April 1977). 'Epidemiolgy and associated risk factors of hyperlipoproteinemia', Zeitschrift für die gesamte innere Medizin ind ihre Grenzgebiete 32(8): 124-8. PMID 883354.

ürik asit yüksekliği, tansiyon yüksekliği ve karaciğer yağlanması gibi belirtilerin bir arada bulunarak, kalp krizi riskini artırdığını bildirmiştir.

1988 yılında da Gerald M. Raven, bütün bu klinik belirtileri içeren topluluk için insülin direnci ya da sendrom X ifadesini kullanmayı önermiştir.[220]

Aslında metabolik sendromun ne olduğu, sendrom X deyip demeyeceğimiz o kadar da önemli bir konu değildir! Birçok bozukluğun vücudumuzda nasıl başladığını, neden meydana geldiğini anlamak, öğrenmek daha önemlidir.

Daha önce de belirtmiş olduğumuz gibi, kan insülin yüksekliği, karaciğer yağlanması belirtisi olan ALT enziminin yüksekliği ve früktoz toksitesinin belirtisi olarak ürik asit değerlerinin yüksekliği, metabolizma bozukluğu ve diyabet ve kalp krizi ve felç hastalıkları için önemli göstergelerdir.

ÖNLEM ALINDIĞI TAKDİRDE (DİYABET HASTASI OLSUN YA DA OLMASIN), BU METABOLİK BOZUKLUKLAR GİDEREK, YAVAŞ YAVAŞ GERİLEMEKTE VE DÜZELMEKTEDİR.[221]

Dengeli bir şekilde düşük glisemik indeksli karbonhidratla birlikte, sağlıklı yağ ve sağlıklı protein yenildiği zaman, doğal bir şekilde insülin ve kan şekeri normale dönmektedir! *Karatay Diyeti'nin* binlerce kişiyi sağlığına kavuşturmasının asıl nedeni de işte budur! Çünkü kan şekerini ve insülini yükselten faktörler, sağlıklı diye halkımıza yedirilmekte olan, boş kalori içeren yüksek glisemik indeksli karbonhidratlardır.

Kıssadan hisse:

1. Şeker ve insülin metabolizması bozukluklarının nedeni, rafine karbonhidratlar, şekerli içecekler, aşırı tüketilen meyve ve meyve sularıdır.
2. Bozulmuş olan şeker ve insülin metabolizması düzeltilince, diyabet, obezite, kalp krizi ve felç gibi öldürücü hastalıklar da düzelmektedir.
3. Metabolizmayı düzelterek, saydığımız hastalıkları önlemek ya da düzeltmek yalnız ve yalnız kendi elimizdedir.
4. Günlük yiyeceklerimizin karbonhidrat miktarını giderek azaltmamız kendi elimizdedir.
5. Sık sık yiyerek, karaciğer ve pankreasımızı yormamak kendi elimizdedir.
6. Başlangıçta, her gün kendi tempomuzda, günün herhangi bir saatinde 20-30 dakika kadar yürümek kendi elimizdedir.
7. Bozulmuş metabolizma düzensizliklerinin, her yaşta ve her zaman dü-

---

[220] Reaven GM., Banting Lecture 1988. Role of insulin resistance in human disease. *Diabetes,* 1988 Dec; 37(12):1595-1607

[221] Selvin E., Et al. Glicaemia(Hemoglobin A1c) and incident ischaemic stroke: the Aterosclerosis Risk in Communities(ARIC) Study. *Lancet Neurol,* 2005;4:821-826.

zelmesi mümkündür ve başka kimsenin değil, kendi elimizdedir!

8. Başta obezite olmak üzere, diyabet, kalp ve damar hastalıkları, felç gibi hastalıkları önlemek kendi elimizdedir.
9. Hastalanmamak, sağlığımızı korumak en ucuz ve en kolay yoldur ve kendi elimizdedir.

18.
AÇIK HAVADA YÜRÜYÜŞ YAP!

Soru:
Niçin hareket olmazsa olmaz?

Cevap:
Yapılan bilimsel araştırmalar insülin direncinin, ilk etapta, kronik kan şekeri yüksekliği ile birlikte hareketsizliğe bağlı olarak, bacak adalelerinde trigiseridlerin birikme sonucu başladığını göstermiştir.[222]

İnsan vücudunda en büyük kitleyi bacak ve kalça adaleleri oluşturur. Dolayısıyla yakıta en fazla ihtiyacı olan ve yakıtı en yoğun düzeyde kullanan dokular, bacak ve kalça adaleleridir. Bu nedenle DÜZENLİ OLARAK DEVAMLI BİR ŞEKİLDE FİZİK AKTİVİTE YAPARAK, BACAK VE KALÇA ADALELERİNİN İNSÜLİN HORMONLARINA OLAN HASSASİYETLERİNİ GERİ KAZANMAK MÜMKÜN OLMAKTADIR. Trigliseridleri, yani yağların bacak adalelerinde depo edilmesi ile başlayan insülin direncini, karaciğer ve diğer organların yağlanması ve insülin direnci gelişmesi izlemektedir.

Obezlerde/diyabetli kişilerde karaciğer yağlanmasının oluşması sonucu, göbek etrafında araba tekerleği şeklinde yağların birikmesinin nedeni de budur. Fizik aktivitemizi artırarak, insülin direncinin gelişmesini önlemek elimizdedir.

Günlük karbonhidrat tüketimimizi azaltıp, sağlıklı yağları ve proteinleri tüketiyorken, aynı zamanda fizik aktivitemizi de artırırsak, kan şekerimizi normal düzeylere indirmek mümkün olmaktadır. Düşük kalorili diyet ve fizik aktivitenin artırılmasının kilo verdirmediği, aksine kişileri bulanıma düşürdüğü yapılan çalışmalarla gösterilmiştir. Yani diğer bir deyişle, günlük enerjinizi azaltacaksınız, düşük enerji alıyorken her gün bir saat koşacaksınız! İşte yapılan en önemli yanlışın bu öneriler olduğu bilimsel olarak gösterilmiştir. Bu şekilde 'kilo verme' ise kilo almanın en güçlü nedenidir. Düşük enerji/aşırı

[222] Roberts S.B., High-glycemic index foods, hunger, and obesity: is there a connection? Nutr Rev 2000;58:163-169.

egzersiz kilo aldırır, verdirmez![223, 224, 225, 226]

Haftada 2-3 kez bir saat koşmanın kilolu kişilerde faydası olmadığı gibi diz ve kalçada sorun yarattığı da gösterilmiştir.[227, 228]

İşte bu sebeple her gün, açık havada, kendi tempomuzda 20 ya da 30 dakika yürümek yeterli olmaktadır.

Bu nedenle hekimlerin babası olan İstanköylü Hippocrates, daha MÖ V. yüzyılda "UZUN YOL YÜRÜYEN UZUN YAŞAR" demiş ve ada halkını eşeğe çok bindikleri için, sağlıklarını kaybedecekleri konusunda uyarmıştır.

Yürüyüş ile organizmada görülebilecek gelişmeler neler?

- Yürüyüşün ilk 15-20 dakikasında enerji olarak, bacak adalelerinde glikojen olarak depolanmış olan 'şeker' kullanılır.
- Yürüyüşün süresi 20 dakikadan daha fazla olursa, enerji olarak kanda bulunan şeker ve serbest yağlar kullanılır. Dolaşımda bulunan birikmiş yağ ve şekerler bu şekilde azalır. Böbreküstü bezinden de adrenalin hormonu salgılanır. Bu sırada adrenalin hormonu depo yağlarımızı yıkarak gerekli enerjiyi sağlar.
- Uzun süren yürüyüş sırasında yorgunluk hissetmememizin nedeni, yürüyüş yaparken salgılanan adrenalin hormonudur. Tokluk hissetmemizin nedeni de, adrenalin hormonunun bir süre daha depo yağlarını yıkmaya devam etmesidir. Eğer yürüyüş 40 dakikadan fazla sürecek olursa, karaciğerde ve vücudumuzda depo edilmiş olan birikmiş yağlarımız yıkılarak kan şekerine dönüşür ve gerekli enerji sağlanır.

İyi anla:

Her adım attığımızda, yerden yansıyan şok dalgaları ayak, bacak, diz, kalça ve belde titreşim meydana getirir. Aşırı kilolu kişiler, yürüyüşleri sırasında her adım atışlarında ya da merdiven iniş çıkışlarında kilolarına oranla çok şiddetli şok dalgalarına maruz kalırlar. Bunun sonucunda da, fizik aktiviteye başlan-

---

223 Prentice A.M., et al. Obesity in Britain Gluttony or sloth? *BMJ*, 1995;311:437-439.

224 Björn P., et al. Physical training in human hyperplastic obesity. IV:Effects on hormonal status. Metab 1977;26:319.

225 Krotkiewski M., et al. Effectes of long-term physical training on body fat, metabolism, and blood pressure in obesity. Metab 1979;28:650.

226 Yale J-F., et al. Metabolic responses to intense exercise in lean and obese subjects. *J Clin Endocriin Metab*, 1989;68:438-445.

227 Votruba S.B., The role of exercise in the treatment of obesity. *Nutrition*, 2000;16:179-188.

228 Groves B., *Trick and Treat*. Exercise Care. 2008 Pub. Hammersith Press Limited, 14 Greville Street, London, ECIN 8SB UK.

dıktan 1-2 hafta sonra özellikle dizlerde ve kalçalarda aşınmalar, şiddetli ağrılar meydana gelir. Ağrılar dayanılmaz hale gelince de, fizik aktivite bırakılır.

Bu nedenle, yürüyüş ya da başka bir fizik aktiviteye başlamadan önce, şokların vücuda yayılmasını önleyen, yürüyüşe uygun kaliteli bir spor ayakkabısı edinilmelidir.

Yürüyüş yolunun da bilinçli olarak seçilmesi önemlidir. Toprak, çim ya da yumuşak 'tartan' denilen, az düzeyde şok dalgaları üreten yüzeylerin seçilmesi ileride ortaya çıkacak eklem sorunlarını önler. Tabanında bal peteklerine benzeyen hava yastıkçıkları ile kaplı ya da yağ dolu kesecikler içeren yürüyüş ayakkabıları en sağlıklı olanlarıdır. Bu tip spor ayakkabılarının fiyatları oldukça yüksektir. Ancak sağlığımız adına yapılacak bir yatırım için, lüks spor kulüplerine üye olmak yerine (oldukça pahalı da olsa) kaliteli bir çift yürüyüş ayakkabısı yeterlidir. Daha fazla bir masrafa da gerek yoktur.

Aşırı kilolu kişilerin uzun süre fizik aktivite yapmamaları nedeni ile bacak adalelerinin yerini yağlar aldığı için; bacak adalelerinde erime ve zayıflık meydana gelir. Bu nedenle, ileri yaşlarda birdenbire yürüyüşe ya da bir spora başlama sonucu, sık sık ayak bileklerinde burkulma ve incinmeler oluşur. Bu sorun da düzenli fizik aktivite yapmanın önünde önemli bir engel teşkil eder.

Ayrıca, uzun süre yüksek topuklu ayakkabı giyenlerin bacak adalelerinde de geri dönüşü olmayan erimeler meydana gelmektedir. Bu kişiler aniden spora başladıkları zaman, bilek adalelerinde sıklıkla incinme, yırtılma ve bağ yırtılmaları ile karşılaşmaktadır.

Bu noktalara dikkat edilirse, bilinçli ve sorunsuz bir şekilde yürüyüşle ve fizik aktivitemizi azar azar artırarak adalelerimizi kuvvetlendirebilir ve sağlıklı kilomuza kavuşabiliriz.

19.
BUNLARI MUTFAĞINA SOKMA!

Soru:
Mutfağımıza hiç alınmayacak yiyecek ve içecekler neler?

Cevap:
Kilo vermek istiyorsak, obez, diyabet ya da kalp ve damar hastasıysak, tansiyon problemimiz varsa, felç geçirmişsek, polikistik over sendromumuz varsa, kronik artrit ya da herhangi bir kanser hastasıysak ya da bu hastalıklardan korunmak istiyorsak mutfağımıza, dolabımıza ve ağzımıza girmemesi gereken yiyecek ve içeceklerin bazıları şunlardır:

- Her türlü ekmek; beyazı, kepeklisi, çavdarlısı vb
- Simit, kuru ve yaş pastalar.
- Her türlü tost!
- Ambalajında 'diyet' yazan veya yazmayan grisini, galeta ve her cins bisküvi.
- Pirinç pilavı.
- Patates, mısır.
- Makarna, börek, poğaça, açma vb
- Şeker, çikolata ve her tür tatlı...
- Şekerli ve şekersiz reçeller, şuruplar, bal ve pekmezler.
- Bütün suni (yapay) tatlandırıcılar.
- Ambalajında 'diyet' yazan bütün yiyecek ve içecekler.
- Hazır (fabrikasyon) veya taze sıkılmış her türlü meyve suyu.
- Bütün gazlı içecekler, enerji içecekleri.
- Her türlü kızartma.
- Bütün hazır çorbalar.
- Sucuk, salam, sosis gibi işlem görmüş et ürünleri.
- İslenmiş, tütsülenmiş balık ve tütsülenmiş etler.
- Süt tozu, krema vb ürünler.
- Mayonez, ketçap ve her türlü hazır soslar.

- Marketlerde satılan kapalı çiftlik tavukları.

Serbest dolaşan tavuklar (köy tavuğu) yenebilir...

- Karpuz ve kavun gibi doğal da olsa fazla miktarda şeker içeren, glisemik indeksi yüksek meyvelerden de uzak durulacak.

Önemli not:

Mevsimine göre yemek hazırlama ve pişirme yöntemleri ile ilgili detayları, sağlıklı yağlar, sağlıklı karbonhidratlar ve sağlıklı proteinlerle hazırlanan yemek tariflerini *Karatay Mutfağı* kitabında bulabilirsiniz.

20.
KARATAY DİYETİ'YLE SAĞLIKLI VE DİNÇ YAŞA...

İşte Karatay Diyeti'yle 24 saat:

BU 24 SAATİ KARATAY DİYETİ'NİN ÖZETİ OLARAK DA OKUYABİLİRSİNİZ!

01:00 Uyku önemlidir. Vücudunuzun gecenin karanlığından faydalanmasına izin verin.

02:00 Siz uykunun derinliklerine dalarken, zayıflatan hormon leptin uyanıyor ve en yüksek düzeyde salgılanmaya başlıyor.

03:00 Organizmada görev yapan bütün hormonlar arasında en son keşfedilen leptin hormonu, bir gemiyi yüzdüren birinci kaptanın görevini yürütür. Birikmiş olan yağlarımızın yakıt olarak kullanılabilmesi ve enerji sağlayabilmesi için, leptin hormonunun salgılanması şarttır. Gece ve gündüz, leptin hormonunun salgılanmasına fırsat verdiğimiz zaman kilolarımızı rahatlıkla verebiliriz. Çünkü böylece organizmamızda birikmiş ve depo edilmiş yağlarımızın, ara öğün olarak kullanmasını sağlıyoruz. Güçlü ve dinç kalıyoruz.

04:00 Sağlık için son derece önemli olan bir yapı taşı da kolesteroldür.

05:00 Her türlü kolesterol kuvvetli bir antioksidandır, bakteri ve virüsleri de yok etmekle görevlidir. Unutmayalım kolesterol yağ değildir, güçlü bir steroiddir (tüm hormonların anasıdır).

Hücreleri, serbest oksijen radikallerinin tahribatına karşı koruyarak; kalp ve damar hastalıklarının, kanserin ve dejeneratif hastalıkların gelişmesini önler. Beynimizde bulunan 'serotonin' (mutluluk hormonu) reseptörlerinin normal bir şekilde çalışmaları kolesterol sayesindedir. Aynı zamanda bütün seks hormonları ve stres hormonlarının yapımında da kolesterol kullanılır.

06:00 Bu diyet ile doğru bildiğiniz yanlışları düzelteceksiniz...

Kahvaltıda köy tereyağında yumurta, arzu edilirse pastırmalı olarak... Yanında 8-10 adet zeytin, bir avuç içiniz kadar beyaz peynir, 1 çay bardağı ceviz içi, arzu edildiği kadar domates, biber, salatalık, turp, maydanoz, nane, roka veya tere ve limonlu çay.

08:00 Herhangi bir ekmek, poğaça, simit vb yenmeyecek!

09:00 Kuvvetli, bol protein ve sağlıklı yağ (örneğin tereyağı) içeren bir kahvaltının hızlandırdığı metabolizma sonucu harcanan kalori miktarı 4-5 kilometrelik bir koşuda harcanan kalori-enerji miktarına eş değerdir.

10:00 Ara öğün-şart değil! Acıkma hissi oluşanlara şekersiz bitki çayı ile birlikte bir avuç içi kadar ceviz içi yeter ve artar.

11:00 Her gün bir antioksidan vitamin ile birlikte mutlaka 2-3 gr katkısız Omega-3 tüketmenizde fayda var.

12:00 Öğle yemeği. Bir tabak zeytinyağlı taze yeşil fasulye, 3-4 adet ızgara köfte, 1 kâse yoğurt, turp ve havuç ile hazırlanmış salata ve bir tatlı kaşığı ketentohumu olabilir.

13:00 Tüm salatalara doğal sirke, limon, az miktarda kristal kaya tuzu ve sızma zeytinyağı ilave edilebilir. Geleneksel usulde hazırlanmış sirke, mide hazmını ve midenin boşalmasını yavaşlatır. Bu nedenle son derece faydalıdır.

14:00 Öğle yemeği sonrası işe başlamadan önce 15-20 dakika yürümek, siz çalışırken yağlarınızın yıkılmasını, göbeğinizin erimesini veya selüloitlerinizin yok olmasını kolaylaştırır.

15:00 Ara öğün-şart değil! Yine acıkma durumu olanlar bir elma ve bir avuç tuzsuz yerfıstığı ile taze limon eklenmiş su ya da şekersiz çay tüketebilir.

16:00 Her gün 2-3 litre sıvı almaya dikkat edilmeli. Öğünler arasında bol limonlu su, limonlu şekersiz çay ve ayran içilebilir.

17:00 Üzerinde diyet yazsa dahi kurabiye, bisküvi, çikolata, şeker vb yenilmeyecek. Hiçbir şekilde gazlı içecekler kullanılmayacak. İnsülin ve leptin direncini başlatır ve giderek artırırlar.

18:00 Akşam yemeği. 3-4 kalem kuzu pirzolası, mevsim salatası, zeytinyağlı enginar yenebilir.

19:00 Yemeklerde ve salatalarda ısıl işlem görmemiş soğuk sıkım zeytinyağı kullanılabilir. Mısırözü ve ayçiçeği yağları yemek pişirme ve kızartmalarda kesinlikle kullanılmayacak! Margarin haline dönüştürülmüş olan sıvı yağlarda da fazla miktarda trans yağ meydana gelmektedir. Bu sebeple margarin kesinlikle yasak!

20:00 Bu saatten sonra meyve dâhil her şey yasak! Şekersiz bitki çayı, limonlu suya izin var...

21:00 Aşırı miktarda meyve ve meyve suyu tüketildiğinde, vücudumuzun kan şekerinde aşırı miktarda yükselme görülür. Kan şekerleri, kan yağlarına dönüşür ve yağ olarak birikirler. Selüloit nedenidirler. Selüloit, insülin ve leptin direncinin önemli bir belirtisidir.

22:00 Sakın bir şeyler atıştırmayın! İnsülini yükseltmeyin. Leptin hormonun salgılanmasını engellemeyin!

23:00 Yatmadan önce 30 dakikalık bir yürüyüş harika olur.

24:00 Eğer kilo vermek ve verdiğiniz kiloda kalmak istiyorsanız; kilo verirken halsizlik, bitkinlik, isteksizlik ve yorgunluk hissetmeden, mutlu ve enerjik bir şekilde yaşamayı arzuluyorsanız; unutkanlık şikâyetlerinden kurtulmayı, düşüncelerinizin berraklaşmasını ve yaptığınız işe kolaylıkla konsantre olmayı hedefliyorsanız, Karatay Diyeti tam size göre.

Önemli not:

Eğer örnek bir haftalık mönü arzu ederseniz, *Karatay Diyeti* kitabında bulabilirsiniz.

21.
FİNAL: DİYABET HASTALARININ YAPMASI GEREKENLERİN ÖZETİ

Eğer obezseniz, hipoglisemi hastasıysanız, insülin direnci hastasıysanız, pre-diyabetliyseniz (gizli şeker hastasıysanız) ya da diyabetliyseniz buraya kadar anlattıklarımızın hepsi sizin için de geçerlidir. Ancak ek olarak özellikle sizler için şu önerilerimiz var:

- Eğer kan şekeriniz yüksek seyrediyorsa ve kontrol altına alınamıyorsa, kan insülin değeri yüksek olduğu için mutlaka sık yeme ihtiyacınız oluyordur. Üç aylık kanda HbA1c değeriniz yüzde 6'nın üstündedir. Ürik asidiniz 5mg/dl'nin üstündedir ve kan yağlarınızdan trigliseridler çok yüksektir. İnsülininiz yüksek olduğu için tansiyonunuz da yüksektir, kanınız yoğunlaşmıştır, pıhtılaşması tehlikeli düzeydedir.
- Bu nedenle diyabet hastalarının kan insülin değerleri yüksek olduğu için düşürmeye çalışmamız gerekmektedir. Daha önce de ifade ettiğimiz gibi normal kan insülin değeri 5 IU/dl'nin altında olmalıdır.
- Kan şekeri değerleri ise yavaş yavaş aşağıda verilen sağlıklı değerlere doğru indirilmelidir.

→ Kahvaltıdan önce: 70-100 mg/dl
→ Öğle yemeğinden önce: 109 mg/dl
→ Yemekten 1 saat sonra: 160 mg/dl
→ Yemekten 2 saat sonra: 120 mg/dl
→ Gece saat 02.00-04.00'te: 70 mg/dl

- Diyabet, yanlış beslenme ve yaşam biçimi sonucu gelişen metabolizma bozukluğu hastalığıdır. Bu sebeple sağlıklı beslenme ve yaşam biçimi ile gerileyebilir ve düzeltilebilir. Diyabet hastasının bütün vücut hücrelerinde insülin direnci gelişmiş olduğu için kan şekeri yüksek seyretmektedir ve buna rağmen vücut hücrelerinde kan şekeri kullanılamamaktadır. Bu nedenle de hücreler şekersiz kaldığı için devamlı açlık hissi, sık sık yemek isteği doğmaktadır. Diyabetlilerin en öncelikli hedefi bunu kırmak olmalıdır.

- Diyabetlilerin vücuduna sağlıklı yağ (köy tereyağı, soğuk sıkım sızma zeytinyağı, Omega-3), sağlıklı protein (özgür tavuk yumurtası, normal yağlı peynir, et, balık, pastırma, evde yapılmış sucuk ve yoğurt vb), sağlıklı karbonhidrat (baklagiller grubu yani fasulye, mercimek, barbunya, börülce veya kuruyemiş grubundan fındık, fıstık, ceviz ve badem vb) girdiği zaman insülin direnci yavaş yavaş kırılmakta ve kan değerleri yavaş yavaş normale dönebilmektedir.
- Yediğimiz yiyeceklerin vücudumuzda kullanılma şekli ve kan şekerini yükseltme hızı kişiden kişiye değişiklik gösterir. Bu sebeple özellikle diyabet hastaları, bir 'glukometre' edinerek evde kendi kendilerine yedikleri bir gıdadan sonra kan şekeri değerlerine bakabilirler. Kan şekerlerini yükselten gıdalardan tamamen uzak durmalı, kan şekerlerini fazla yükseltmeyen yiyecekleri doyuncaya kadar korkmadan yemelidirler.
- Diyabet hastaları kan değerlerini kontrol altına almaya çalışırken kesinlikle hızlı hazmedilen ve kan şekerini birdenbire yükselten yüksek glisemik indeksli yiyecekleri yememelidirler. Sağlıksız karbonhidrat grubundaki yiyecekler (ekmek, börek, kek, beyaz pirinç pilavı, patates, fazla meyve, taze veya endüstriyel meyve suyu, asitli ve şekerli içecekler, alkol vb) tamamen kesilmelidir.
- Diyabet hastalarının tatlı isteği ellerinde olmayan yani iradeye bağlı olmayan bir istektir. Bu sebeple hekimlerin hastaları suçlamamaları gerekir. Hastalar da bu yüzden gereksiz yere suçluluk hissine kapılmamalıdırlar. Esas suç, yukarıda saydığımız yüksek glisemik indeksli yiyeceklerin sık sık tüketilmeleridir. Tatlı ihtiyacı kuru yemişler (fındık, fıstık, ceviz, badem vb) ve kuru meyvelerle (gün kuru kayısı, kuru erik, kuru incir vb) karşılanabilir.
- Obezler, hipoglisemi hastaları, insülin direnci hastaları, pre-diyabetli olanlar (gizli şeker hastaları) ve diyabetli olanlar (şeker hastaları) yavaş yavaş kana karışan yiyecekleri tüketirlerse, yani kan şekerinin ani çıkış ve inişlerini önleyebilirse hem dışarıdan aldıkları insülin ihtiyaçları azalmakta hem de bu hastalıklardan kurtulabilmektedirler.
- Karatay Diyeti, sıradan bir diyet olmadığı gibi insülini yüksek olanlarda ve diyabet hastalarında, kan şekerini dengeleyerek vücuttaki tüm hücrelerin kanda zaten yüksek seyreden insülinin doğal etkisini göstermesini sağlıyor (yani insülin artık hücrelerdeki şeker kapılarını açabilir hale geliyor).
- Diyabetliler Karatay Diyeti'ni rahatlıkla uygulayabilirler, ancak ara öğünleri vücudu çok zorlamadan açlık hissine göre azaltmalıdırlar. Ara öğünlerde yoğurt, bitki çayları, yukarıda bahsettiğimiz kuruyemiş ve kuru meyveler yenebilir. Sabah kahvaltısında *Karatay Mutfağı* kitabında-

ki meşhur 'Karatay kahvaltı tabağı' yendikten sonra zaman içinde uzun süre tokluk hissi yaşamaya başlanacaktır. Açlık hissi olmadığı zaman ara öğünler zorunlu değildir.

- Obezseniz/diyabetliyseniz bağımlılıktan kurtulma döneminde yufka ekmeği veya tandır ekmeği dediğimiz yiyecekleri kullanmak doğru değildir. Eğer çok istenirse Konya yöresine ait olan etli ekmek (kaşar peynirsiz olarak) ya da lahmacun gibi yiyecekler tüketilebilir. Etli ekmek ve lahmacunun ekmeği mayasız ve son derece incedir. Ayrıca bol soğan, limon, maydanoz ve ayranla tüketildiği zaman gayet dengeli ve sağlıklı bir gıdadır.
- Obezler, hipoglisemi hastaları, insülin direnci hastaları, pre-diyabetli olanlar (gizli şeker hastaları) ve diyabetli olanlar (şeker hastaları) herhangi bir 'yapay tatlandırıcı' (bitkisel olanlar dâhil) kullanmamalıdırlar.
- Diyabetliler bal, pekmez (keçiboynuzu dâhil), her türlü reçelden de (diyet dâhil) uzak durmalıdırlar.
- Diyabetliler çok arzu ediyorlarsa günde bir adet mevsimsel meyveyi daha önceki bölümlerde anlattığımız gibi zaman, miktar, tüketim şekli ve fizik aktivitelerine göre yiyebilirler. Ancak bu hastalarda öncelikli hedefimiz insülin direncini kırmak olduğu için, ölçüyü kaçırmamaları ve meyvelerin insülin direncini artırdığını unutmamaları gerekir.
- Obezler/diyabetliler için en önemli faktörlerden biri günde minumum15-20 dakika ile başlayarak, kendi tempolarında ve kendileri için en uygun zamanda açık havada yürümeleridir. Vücut ağırlığına göre hamlıklarını yavaş yavaş attıktan sonra tempoyu artırmadan yürüme süresini uzatabilirler.
- Doğal yağla yapılan yemekler trigliseridlerin, kolesterolün ve insülinin sağlıklı, normal değerlere gelmesini sağlıyor. Bu sebeple doğal yağlar ve kırmızı et obezler/diyabet hastaları için sağlıklıdır, zararlı değildir! Kilo verdirerek bütün hiperinsülinemik hastalıkların gelişmelerini önlemektedir!
- Tip-1 diyabet hastaları da bu önerileri uygularsa, kullandıkları insülin takviyesi ihtiyaçları azalmaktadır.

Hipoglisemiyi önlemenin 10 temel kuralı

1. Kan şekerinizin dalgalanmasını önlemelisiniz: Şekerleri, şekerli içecekleri, tatlandırıcıları ve yüksek glisemik indeksli karbonhidratları hayatınızdan çıkarmalısınız.
2. Şekerli içecekleri (sıvı kalorileri) tüketmemelisiniz.
3. Doğal protein ve doğal tereyağı, zeytin ve zeytinyağı içeren güçlü bir kahvaltı ile güne başlamalısınız.

4. Gün boyu minimum 4-5 saat ara ile bol lifli yiyecekler tüketmelisiniz.
5. Akşam yemeğini erken (19.00-20.00 gibi) ya da yatmadan 3-4 saat önce yemelisiniz.
6. Stresinizi azaltmayı öğrenmelisiniz. Yürümek, yüzmek, dans etmek, sevdiğiniz bir müzik dinlemek, sevdiklerinizle birlikte olmak stresi azaltır.
7. Gizli gıda alerjinizin olup olmadığını araştırmalısınız. Gizli gıda alerjisi olan kişiler sık sık acıkırlar ve hipoglisemilerinin önüne geçemezler.
8. Yol yürümelisiniz: Her gün en az 20 dakika, bahane üretmeden hareket etmeli ve hareketli olmalısınız!
9. Günde 7-8 saat rahat uyumalısınız.
10. Vücudunuzda eksik olan temel ve ana mineral, vitamin ve yağları destek alarak normal düzeylere çıkarmalısınız.

a. Omega-3 yağları (balıkyağı) insülin direncini kırar, şeker metabolizmasını düzeltir.
b. D vitamininiz düşükse iştahınızı kontrol altına alamazsınız.
c. Tereyağı ve hayvansal kaynaklı besinleriniz yetersiz ise A, D, E, K ve C vitamin desteği almalısınız.

Düşük glisemik indeksli gıdaları tercih etmek için 41 sebep

Düşük glisemik indeksli doğal besinleri tüketip şekerli, früktoz içeren yiyecek ve içeceklerden uzak durmanız ve her gün kendi temponuzda 20 dakika yürümeniz için 41adet neden vardır!

1. Hazmedilme süreleri uzundur. Bu nedenle uzun süre tokluk hissedersiniz.
2. Kan şekeri ve insülininiz az miktarda ve yavaş olarak yükselir.
3. Vücudunuzda ve kanınızda trigliseridleriniz yükselmez.
4. Karaciğeriniz yağlanmaz.
5. Bel çevresi genişlemez.
6. İç organlarınız yağlanmaz.
7. İnsülin direnciniz gelişmez.
8. Hipoglisemi ataklarınızın önü alınır.
9. Gençleşirsiniz, dinçleşirsiniz, enerji düzeyiniz yükselir.
10. Yüzünüzdeki akneler, sivilceler kaybolur.
11. Aşırı yağlı cildiniz düzelir, saçınızdaki kepek kaybolur.
12. Osteoartrit ve kronik artrit ağrılarınız azalarak yok olur.
13. Kan şekeri kontrolünüz daha kolaylaşır, ani dalgalanmalar ortadan kalkar. Sinirlilik haliniz düzelir.
14. Bağışıklık sisteminiz (immün sisteminiz) güçlenir. Sık sık hastalanmazsınız.

15. Pankreas ve meme kanseri riskiniz azalır.
16. Felç olma riskiniz azalır.
17. Enerji düzeyinizde dalgalanmalar meydana gelmez.
18. Konsantrasyon düzeyiniz yükselir.
19. Hafızanız kuvvetlenir.
20. Âdet öncesi sıkıntılarını yaşamazsınız.
21. Kısırlık durumunuz varsa giderek düzelir, hamileliğiniz kolay geçer.
22. Çocuklarınızın zekâ katsayısı yükselir.
23. Şişmanlık ve obezite probleminden kurtulursunuz.
24. Sabahları rahat ve dinlemiş olarak uyanırsınız, ağrılarınız, sızılarınız geçer.
25. Pre-diyabetiniz, insülin direnciniz düzelir.
26. Kalp krizi riskiniz azalır.
27. Felç olma riskiniz azalır.
28. Kanser olma riskiniz azalır.
29. Erken bunama ve Alzheimer hastalığı riskiniz azalır.
30. Yüksek tansiyonunuz normalleşir.
31. Chron hastalığınızın belirtileri giderek azalır, daha rahat bir hayat sürersiniz.
32. Ülseratif kolit belirtileriniz ve sıkıntılarınız azalır.
33. Depresyonunuz giderek düzelir, düşünceleriniz daha berraklaşır.
34. Cinsel fonksiyonlarınız düzelir.
35. Diş ve dişeti sorunlarınız düzelir.
36. Tüm otoimmün hastalıklarınız ve her türlü alerji riskiniz azalır.
37. Kör olma riskiniz azalır.
38. Ürik asit düzeyiniz normalleşir, kronik böbrek yetersizliği riskiniz azalır.
39. Kronik dejeneratif hastalıklarınız önlenir, giderek geriler ve düzelir. Astımınız düzelir, migreniniz kalmaz, reflünüz düzelir, kronik kabızlık ve uykusuzluk çekmezsiniz, depresyondan kurtulursunuz.
40. Vücudunuzda siz farkında olmadan seyreden düşük yoğunluklu dediğimiz mikropsuz yangı yani kronik inflamasyon gibi bir bozukluk kalmaz.
41. Metabolik sendromunuzun tüm belirtileri azalarak düzelir. Bel çevresiniz azalınca hafiflersiniz. HAYATA YENİ GELMİŞ GİBİ MUTLU OLURSUNUZ.

Sonsöz

California Üniversitesi Çocuk Metabolizma ve Endokrinoloji Profesörü Robert Lustig, senelerden beri, erken yaşlarda çocuklarda görülen 'yetişkin tipi diyabeti' doğrudan doğruya şekere bağlamış ve şeker kullanımına karşı uzun ve sürekli bir savaş başlatmıştır ve yürütmektedir.

Prof. Lustig, 30.12.2012 tarihli İngiliz *THE SUNDAY TIMES* gazetesinde, yeni çıkan kitabı ile ilgili bir sayfalık röportajını Gandhi'nin sözüyle bitirmiştir: "*Önce sizi görmezden gelirler, sonra size gülerler, sonra sizinle dövüşürler, sonunda siz galip gelirsiniz...*"

Sadi-i Şirazi'nin *Gülistan* adlı eserlerinden şu deyişlerle son vermek istiyorum:[229]

- "*Bir günde yüz dirhemlik*[230] *yiyecek yeter, bu kadar miktar seni taşır, bundan fazlasını ise sen taşırsın.*"
- "*Ne ağızdan taşacak kadar çok ye, ne zayıflıktan canın çıkacak kadar az.*"
- "*Yemek, yaşamak ve zikretmek içindir. Sen inanıyorsun ki yaşamak yemek içindir.*"
- "*Mide dolup da karın ağrısı başlayınca, her şeyin yerli yerinde olmasının bir faydası yoktur.*"

---

[229] Sadi-i Şirazi, *Gülistan*, Kapı Yayınları, İstanbul, 2012.

[230] Dirhem: Eski Yunancada 'drahma' kelimesinden alınmıştır. Her ülkenin dirhemi, yani ağırlık ölçüsü değişiktir. Bir Osmanlı dirhemi = 3,207 gr.

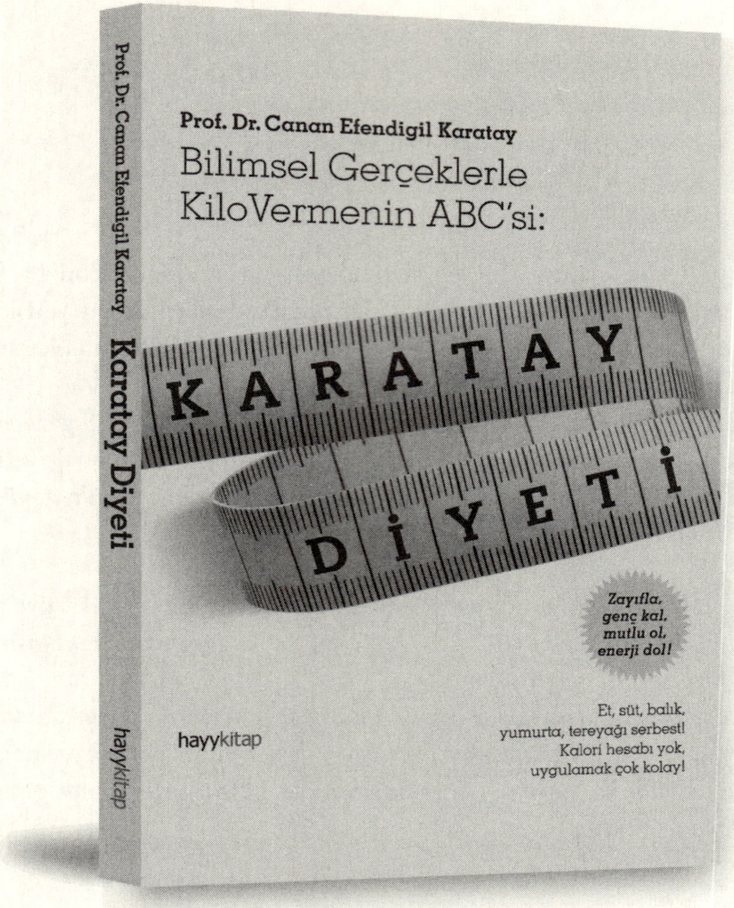

Prof. Canan Efendigil Karatay'ın ilk kitabı. Türk insanı için 'en uygun', 'en iyi sonuç' veren Karatay Diyeti'nin temel prensiplerini; kilo vermenin ve kiloları geri almamanın püf noktalarını yani işin ABC'sini anlatıyor. Prof. Karatay, bu diyetin eksiksiz uygulanması durumunda başarı şansının yüzde 100'e yakın olduğunu vurguluyor.

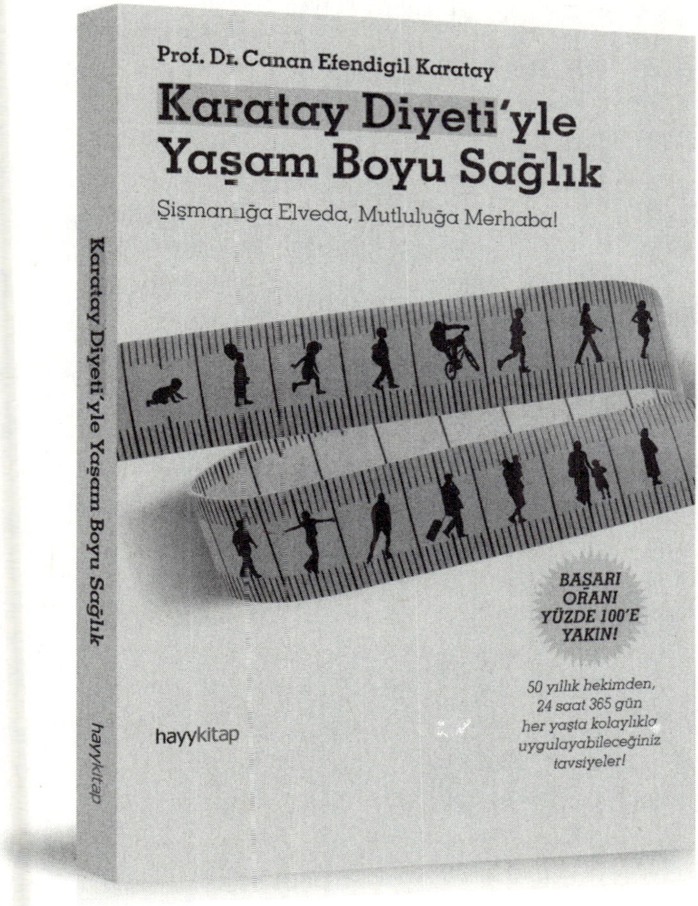

Prof. Karatay'ın ikinci kitabı birinci kitabın devamı niteliğinde. İkisi birbirini tamamlıyor. Kilo verememe ya da kilo vermenin zaman alması konusu ve bunun çözümü anlatılıyor. Kilo vererek dejeneratif hastalıklardan nasıl korunduğumuz konusu daha da detaylandırılıyor. Karatay Diyeti uygulayanların merak ettiği tüm özel sorular tek tek yanıtlanıyor, yaş gruplarına özel öneriler de veriliyor.

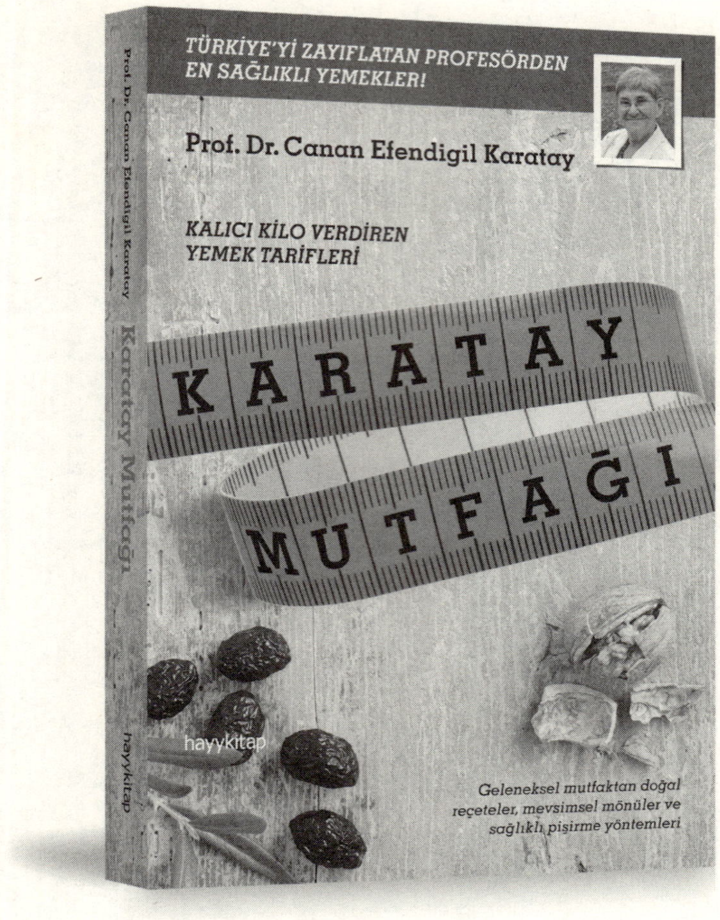

Prof. Karatay'ın üçüncü kitabı *Karatay Mutfağı* Türkiye'nin 'en sağlıklı' yemek kitabı. Sağlığını (ve kilosunu) önemseyen ama ağız tadından da taviz vermek istemeyenler için ideal. Çorbalardan salatalara, mezelerden yumurtalı yemeklere, zeytinyağlılardan et ve balık yemeklerine tamamı denenmiş onlarca leziz tarife bayılacaksınız. Kitabın en ayırt edici özelliği ise içinde yer alan tariflerin kilo vermenize yardımcı olması. Çünkü tariflerin hepsi düşük glisemik indeksli.

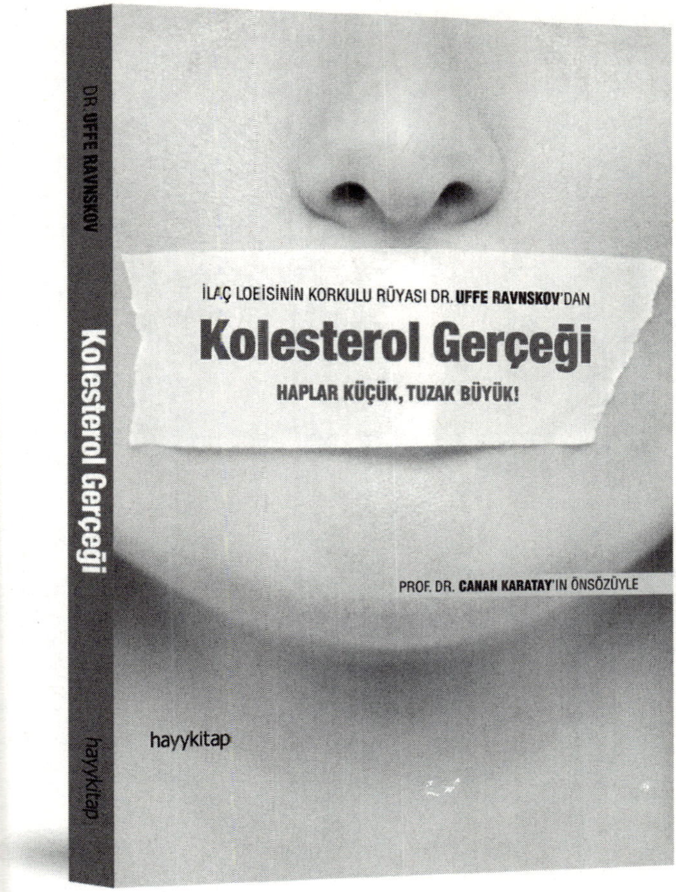

Kolesterol ilacı yazmış tüm doktorlar, bu ilaçları kullanmış ya da kullanan tüm insanlar bu kitabı mutlaka okuyun! Prof. Dr. Canan Karatay'ın önsözünü yazdığı *Kolesterol Gerçeği* Türkiye'de ve dünyada yaşanan kolesterol tartışmalarına ışık tutacak bir kitap. Kitabın yazarı dünyaca ünlü bilim adamı Dr. Uffe Ravnskov kolesterolle ilgili yalanların nasıl canlı tutulduğunu anlatıyor, büyük bir tuzağı deşifre ediyor. Bilimsel araştırmaları 'bağımsız' bir gözle yorumluyor ve hepimizi uyarıyor.